「がん」では死なない「がん患者」

栄養障害が寿命を縮める

東口高志

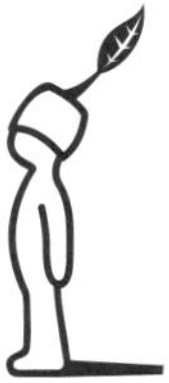

JN254320

光文社新書

目次

第3章　老いと栄養――157

編集協力／佐々木とく子
図版作成／デザイン・プレイス　デマンド

序章

病院で「栄養障害」がつくられる

（1）がんで入院しても、がんで死ぬ人はたった2割！

「がん」で死んだ人の本当の死因は？

あなたは、がん患者が何で亡くなるのか、その「死因」をご存じですか？

おそらく、多くの人は「この先生、何を言ってるの？　がん患者なんだから、がんで亡くなるに決まってるじゃないの」と、思ったのではないでしょうか。医師や看護師など医療従事者の中にも、そう思っている人がいるくらいですから、それが当然です。

ところが実際には、多くのがん患者は、がんでは亡くなりません。

脳転移や肺転移は確かに致命的ですが、心臓への転移は非常にまれです。骨転移にしても、造血障害をきたすほどになるまでは、命に別状はありません。肝臓は3割ぐらいが機能していれば亡くなりませんし、腎臓は二つあります。胃がんや食道がんがあっても、栄養を摂る方法はありますから、それだけでは亡くなりません。要するに、ダイレクトにがんで亡くなるケースは、そんなにあるわけではないのです。

しかし、がん患者は亡くなります。どうしてでしょうか？

実は、がん患者の死因を調べたデータでは、その8割近くががんそのものではなく、感染症で亡くなっているのです。すなわち、がん患者の8割は、感染症で亡くなっているということです。

感染症には、食べ物などが誤って肺に入ったことで起こる誤嚥《ごえん》性肺炎、血液へばい菌が入ったことで起こる敗血症、カテーテルからばい菌が入ったことで起こるカテーテル敗血症など、さまざまなものがあります。

ではなぜ、8割ものがん患者が感染症にかかり、しかも亡くなってしまうのか？

ひと言で言えば、免疫機能が低下しているからです。そして、免疫機能の低下は、栄養障害によってもたらされます。

栄養障害とは、栄養素のバランスが壊れることによって起こる代謝障害です。代謝とは、生命維持活動に必要なエネルギーを作ったり、筋肉などの組織を作ったりするために、私たちの体内で起こる生化学反応をさします。

したがって、栄養障害に陥ると生命活動全般がうまくいかなくなり、身体のさまざまな機能に支障が出ます。免疫機能もその一つで、栄養障害に陥ると免疫機能が低下して、健康な人なら何ともない弱い菌ですら感染してしまったり、いったん感染すると回復できずに亡くなってしまったりするのです。

栄養障害は、がん患者なら当然なのか？

では、がん患者が栄養障害になるのはなぜか。がんが進行することで、栄養障害が引き起こされるのでしょうか？

実際に、私たちの診療科（藤田保健衛生大学医学部外科・緩和医療学講座）に入院してくる、余命1か月程度と思われる方たちは、ほとんどがガリガリにやせ細っているか、パンパンにむくんでいるかです。つまり、私たちの診療科に来た時点で、ほとんどの方は中等度以上の栄養障害に陥っているのです。

この栄養障害が、がんによって引き起こされたのであれば、免疫力の低下も、それによってかかった感染症も、死も、結局はがんが原因です。しかし、栄養障害の原因が、がんでなかったとしたら？

この点を明らかにするために、私は、余命1か月程度と思われる患者108名を対象に、実態調査をしました。藤田保健衛生大学医学部に外科・緩和医療学講座が開設され、初代教授として就任した2003年のことです。

すると、がんが進行したせいで栄養障害に陥っている人、すなわち適切な栄養管理をしてもこれ以上よくならない人は、わずか17・6％だけでした。残りの82・4％の人たちは、不適切な栄養管理が原因で、栄養障害に陥っていました。つまり、適切な栄養管理をすれば、栄養障害から脱し、免疫力も上がって、感染症で亡くなったりせずに済むはずでした。がんとともにではあっても、本来の寿命が尽きるまで、それなりに元気に生きられる可能性のある人たちだったのです。

第1章で詳しく述べますが、実際に私たちの診療科で適切な栄養管理を受けた人たちは、感染症ではなく、がんそのものによって亡くなります。その最期は、とても穏やかです。

栄養軽視だった日本の医療

それにしても、入院患者が栄養障害になるようなことが、いったいなぜ起こるのでしょうか？

「病院なんだから、患者に合わせてきちんと管理された食事が出されたり、栄養が投与されたりするのが当然でしょう？」と、疑問を持たれた方が多いと思います。ところが、そうではないのです。なぜかと言うと、栄養管理は医療とみなされてこなかったからです。

一般的には、病院なら栄養管理はできて当たり前のように思われていますが、実は医学教育では、栄養管理は数年前までまったく教えられていませんでした。ところが、栄養のことは自分の毎日の食事のこととして経験があるために、なんとなくわかっているように錯覚している医療従事者が多いのです。さらに、日本では昔から栄養軽視の傾向があります。そのため、患者がやせ細ったり弱ったりしても、それを病気や手術のせいだと決めつけたり、あきらめてしまったりしているのです。

特にがんの場合は、「栄養を入れるとがんが大きくなる」という間違いを、医療従事者でさえ信じていることが多々あります。みなさんも、そう聞いたことがあるのではないでしょうか？

しかし、これは重大な間違いです。がんは、栄養を入れようが入れまいが、大きくなるときは大きくなります。しかもがんは、炎症性サイトカインと呼ばれる物質を放出し、人の身体をまるで溶かすようにして、栄養を集めながら大きくなっていきます。ものすごい勢いで身体から栄養が奪われるわけで、栄養を摂らなければ、あっという間に栄養障害に陥ってしまうのです。

奇跡のヒンズースクワット

不適切な栄養管理のせいで死の寸前まで行き、適切な栄養管理をしたことで蘇った人の例を、一つ挙げておきましょう。

この方は70代後半の男性で、私のところに来たとき、すでに咽頭がんの末期で余命1か月。言葉は悪いのですが、ガリガリにやせて、まるでミイラのような状態でした。声も出さず、目も開けず、腫瘍で喉はパンパンに腫れています。しかも3か月間、静脈から点滴でわずかな栄養剤を入れるだけで、口からはいっさい物を食べていないとのこと。口腔《こうくう》ケアもされず、口の中は真っ黒で膜が張っていました。

スタッフの誰もが、一目見て「もうダメだ」と思ったようです。しかし私は、「悪いのは咽頭《いんとう》だけ。ほかに悪いところはないのに、どうしてこうなったのか?」と思いました。「本当にがんで亡くなる人は17・6%しかいない。あとの8割近くの人は、栄養管理が不適切なだけ。とにかく、きっちり栄養を入れてみなければ、わからない」という、事実に基づいた信念があったからです。

そして、まずは栄養アセスメントに基づいた適切な栄養を、前の病院で作ったきり使われていなかった腸瘻《ちょうろう》から入れ始めました。腸瘻とは、おなかに穴を開けて腸まで管を通し、外から栄養剤を入れられるようにしたものです。第1章で詳しく述べますが、病態によって有効性は変わるものの、同じ栄養を投与する際に、点滴で静脈から入れるのと腸を使うのとでは、効果が異なります。もちろん、できれば腸を使ったほうがいいわけです。

同時に、口腔ケアをして口の中をきれいにし、私自身でリハビリもしました。手のひらを当てながら、「ちょっと力を入れてみて」と呼びかけて、手や足に力を入れてもらったのです。

最初は、ほとんど無反応でした。でも、あきらめてはいけない。毎日病室に行ってはそんなことを繰り返すうちに、ついに1週間ほど経った頃、変化が現れました。ほんの微《かす》かにではありますが、おじいちゃんが私の手のひらを押し返してきたのです。「この人、また元気になるんじゃないかな」と思いました。いや、そう感じたのです。次の日になると、さらに力が強くなっている。そして次の日はさらに。やがて、意思が通じるようになりました。

それからは、急速に回復していきました。私が行くとおじいちゃんはすごく喜んで、笑ってくれる。起き上がれるようになって、口から物を食べられるようになって、これといった治療もしていないのに腫瘍も小さくなった。そしてある日、病室を訪ねたら、なんとヒンズースクワットをしていたのです。「退院するためには、鍛えないと」と言って、ニヤッと笑ったその顔を、私は生涯忘れません。

このおじいちゃんは、その後退院して、奥さんと5年間仲睦まじく暮らしました。家では、奥さんといっしょに食事を少しだけ口から食べ、あとは腸瘻から栄養を入れる生活です。周囲のスタッフは、「口から食べると誤嚥する危険がある。誤嚥して肺炎になったら困る」と反対したのですが、私は「絶対に大丈夫だから」と言って、誤嚥しないように粘稠《ねんちゅう》性を調節した食事を考案しました。口から食べることは、たとえ一口だけであっても、人に大きな喜びをもたらし、生きる力になるからです。

後に奥さんが、「夫が病院から家に帰って来て、そこから新しい人生が始まりました。いっしょにお風呂に入って、もう新婚生活みたいで、とても幸せな5年間でした」と言っていたそうです。

おじいちゃんは、最後の最後に1週間くらい私のところに戻ってきました。そして、入院中もずっと笑ったまま幸せに亡くなりました。

（2）歩いて入院した人が、退院するとき歩けないのはなぜ？

病気だから、歩けないのが当たり前？

入院するときは自分で歩いて来たのに、退院するときは歩けなくて、車椅子やストレッチャーに乗って出て行く人がいます。あるいは、家に帰ることができず、別の病院に移る人もいます。

「手術や抗がん剤のような、身体を大きく傷つける治療をしたのだから仕方がない」というだけで済まされてしまうことが多いのですが、本当にそうでしょうか？　病院は、病気を治すところのはずです。であれば、歩いて来た人は歩いて帰るのが当然だと思いませんか？　腰にも脚にも悪いところがないのに、歩けないのはおかしいですよね。

なぜ、こんなことが起こるかというと、やはり病院で適切な栄養管理ができていないからです。栄養不足で筋肉が細ってしまい、起き上がったり歩いたりできなくなるのです。実は、この問題は世界共通で、入院患者の30～50％に中等度以上の栄養不良があるのが一般的なのです。

最初にそれを指摘したのは、1974年に発表された〝The skeleton in the hospital closet（病室の骸骨）〟というアメリカの論文でした。それまで栄養不良は、主に食料問題が深刻な発展途上国で起こる、あるいは自然災害や戦争などに伴って起こると考えられていたため、先進国の病院の中で栄養不良が、しかも高率で起こっているという内容は、医療界に大きな衝撃を与えました。そして、アメリカをはじめ世界各国で調査・研究が行われたところ、入院患者の30〜50%に中等度以上の栄養不良があることがわかったのです。

具体的には、たとえば1994年にイギリスで行われた研究では、入院患者の栄養不良発生率は内科患者46%、呼吸器疾患患者45%、外科患者27%、高齢患者43%となっています。1996年にブラジルで25の病院に入院中の4000名の患者を対象に行われた大規模調査では、12・6%が高度の栄養不良、35・5%が中等度の栄養不良という結果が出ています。

私自身も、調査をしています。1996年に三重県の鈴鹿《すずか》中央総合病院に赴任した際に、骸骨のようにやせ細った入院患者があまりにも多かったために、「いったいどうなっているのだろう?」と驚いて、調べたのです。結果は、なんと67%もの患者が栄養不良に陥っている、というものでした。

その後、少なくとも私のかかわった医療現場では、栄養不良はなくなりつつあります。しかし、多くの病院ではまだ栄養不良の入院患者が大勢いますし、栄養不良の人は在宅患者にも大勢います。

ちなみに「栄養不良」は、正確には低栄養と過栄養の両方を含みますが、実際には低栄養をさす用語として使われています。したがって栄養不良といった場合は、特に注記がなければ、必要な栄養素が充分に摂れていない低栄養状態をさします。それに対して「栄養障害」は、栄養不良によって代謝障害を起こした状態です。そのため正確には、低栄養で代謝障害を起こした状態と、過栄養で代謝障害を起こした状態が含まれます。

栄養障害には、ビタミンや微量元素などの欠乏や過剰による栄養障害もありますが、多いのはタンパク質と糖質、脂質という三大栄養素の欠乏による栄養障害です。

中でも重要なのがタンパク質です。タンパク質は骨格筋や心筋をはじめ、人体の有機化合物の50%以上を構成する材料であり、細胞の働きにも重要な役目を果たしています。

そのためタンパク質が不足すると、まず骨格筋や心筋などの筋肉量が減少します。新たな筋肉を作れないうえに、足りない栄養を補うために筋肉自体を消費してしまうのです。筋肉量が減ると当然、歩けない、立てない、座れないといったことが起こり、やがて寝たきりに

図1-1　栄養（食）と生命の維持

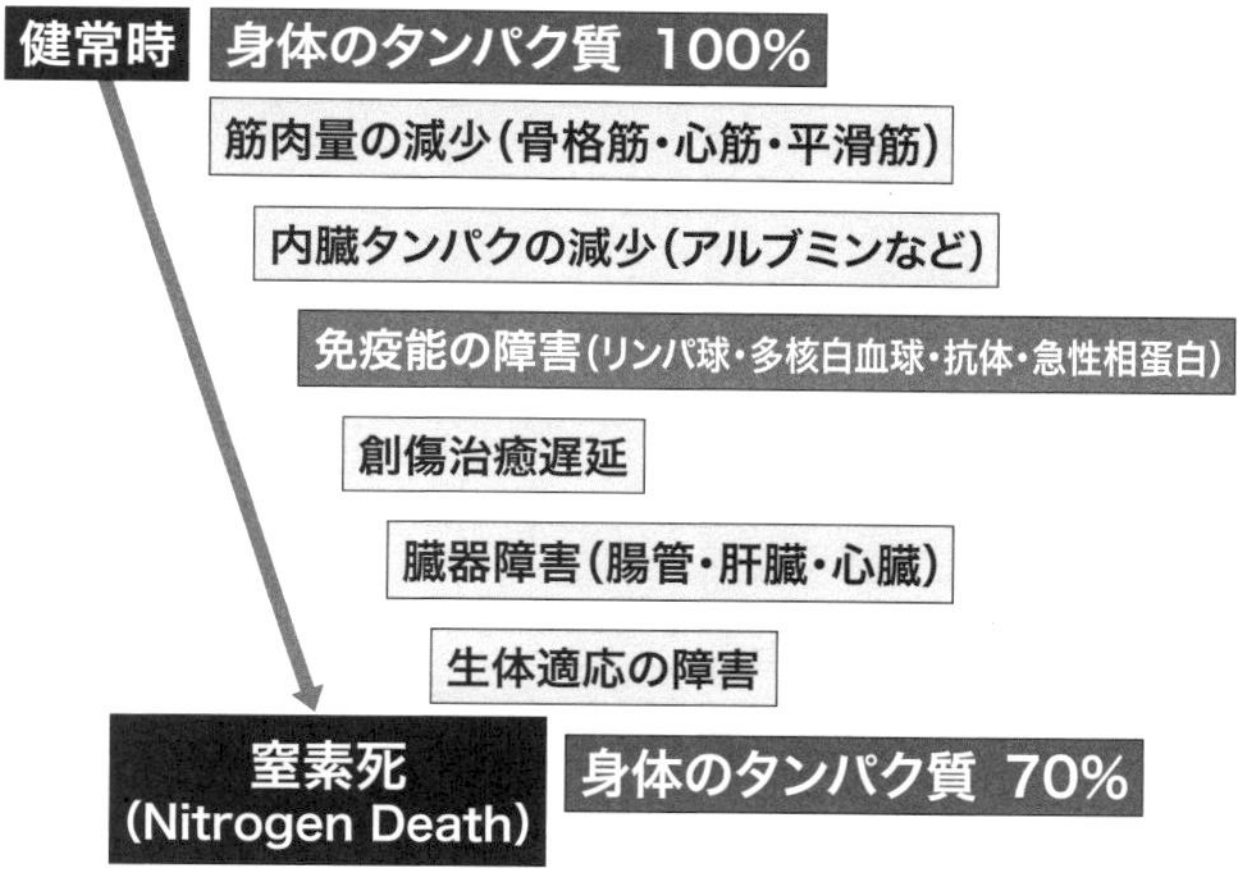

なってしまいます。

さらに、血液の中にあるタンパク質も減少します。すると免疫細胞などが作れなくなって、免疫機能が落ち、傷の治りが遅くなり、臓器に障害が起こります。そして最終的には、身体全体のタンパク質の25〜30％が失われると、人は死に至ります。つまり、栄養障害によって、人は死ぬことがあるのです。

回復の遅れも褥瘡も、栄養障害が招いていた

栄養障害がかかわっているのは、がんだけではありません。ありとあらゆる、といっても過言ではないほど、さまざまな症状や病気に栄養障害がかかわっています。栄養はすべての治療の基盤であり、栄養状態がよくなけ

れば、治療は無効になってしまうのです。

栄養障害に陥ると、免疫機能が低下するため、誤嚥性肺炎や敗血症などの感染症にかかりやすくなります。やせて、身体に脂肪というクッションがなくなり、血流も悪くなるため、褥瘡《じょくそう》（床ずれ）ができやすくなります。新たな細胞を作るための材料が不足しますし、エネルギーも足りないために、傷が治りにくくなり、回復が遅れます。

筋肉が細ってしまい、歩けなくなったり、起き上がれなくなったりもします。その状態でリハビリをしても、栄養障害がますます進んでしまうだけで、効果はありません。言葉は悪いのですが、適切な栄養管理をせずに行うリハビリは、ろくな食事を与えられずにやらされる強制労働のようなものです。

栄養障害は、ほぼすべての臓器に悪影響を与えます。小腸では消化・吸収がうまくいかなくなり、小腸にたくさんある免疫細胞もダメージを受けます。大腸では水分の吸収がうまくいかなくなって、下痢をします。腎臓では老廃物の濾過《ろか》機能が低下しますし、肝臓の代謝機能も低下します。心筋も細りますから、心機能も低下します。脳はブドウ糖（グルコース）を主な栄養にしているため、ブドウ糖が不足すれば脳機能が低下します。

がんはもちろん、慢性腎臓病、肝炎や肝硬変、心不全、脳梗塞や脳出血にも栄養は深くかかわっているのです。そして、栄養管理がきちんとなされていないと、これらの病気の治りが悪くなるどころか、悪化してしまうことさえあります。

また、桂歌丸さんや和田アキ子さんが発症したことでも知られ、近年クローズアップされているＣＯＰＤ（慢性閉塞性肺疾患）も、栄養管理が非常に重視されるべき病気です。呼吸が苦しく、一生懸命息をしなければならないため、呼吸筋が大量のエネルギーを消費してしまうのですが、体力や食欲が低下していて栄養を充分に摂れないのです。すると、呼吸筋が細ってさらに呼吸が苦しくなるという悪循環に陥ってしまいますし、免疫機能が低下して肺炎などの感染症にかかるリスクも高くなります。

ところがＣＯＰＤも、栄養管理をきちんとすることで、症状を軽くしたり、回復させたりすることができます。ＣＯＰＤの栄養管理については第2章で詳しく述べますが、ここでは実際にＣＯＰＤから回復した人のケースをご紹介しましょう。

夢にまで見たラーメンが食べられた！

私が三重県の市立尾鷲《おわせ》総合病院にいたときのことです。ある朝、いつものように、診察室に入る前に外来受付を通り、順番待ちで並んでいる人たちと握手を交わしていました。「おはよう！」と言いながら一人ひとりと握手をしていくのですが、そのときに手を握り返してくる力の強さや皮膚の張り、顔色や表情などを見て、調子の悪い人がいたら、その人を先に診るのです。順番を飛ばされても、みんな「自分が具合の悪いときは先に診てもらえる」とわかっているから、文句を言う人はいません。

その日は、COPDで通院している40代の男性が、その中にいました。ガリガリにやせ細って、苦しそうに息をしています。私は彼の主治医ではなかったのですが、以前会ったときよりも一段とやせたなと思って「ご飯食べてる?」と尋ねると、「それが全然食べられなくて、点滴に通っている」と言うのです。

そして、「先生、栄養のことを言うんやったら、何かええ栄養剤を作ってくれませんか。在宅酸素をやっとるけど、湯気でむせるし、すすれないし、ラーメン食べたいと思っても食べられへん。この前なんか、ラーメン夢に見てしもた。僕、もう一度おいしいものを、食べたいものを食べられるようになりたいんや」と、訴えたのです。

その言葉がきっかけで、呼吸状態が悪い人のための栄養剤を、私は考え始めました。「わかった。まかしとき！」と言った手前、あとには引けません。

ＣＯＰＤでは、肺胞が破壊されたり気管支が炎症を起こしたりしていて、肺のガス交換がうまくいきません。つまり、酸素と二酸化炭素の交換がうまくできないわけで、栄養を投与する際には、できるだけ二酸化炭素を発生させないものにしないといけない、という制約があります。そこで、体内で代謝されたときに二酸化炭素の発生量が少ない脂質の割合を多くすることが、まず一つ。

脂肪としては、抗炎症作用や抗動脈硬化・抗血栓作用のあるω（オメガ）３系脂肪酸を入れること。さらに、タンパク質の合成を促進し、筋肉崩壊を防ぐ作用が強いＢＣＡＡ（分岐鎖アミノ酸）を入れる。低酸素状態でも呼吸筋などの筋力を高めたり、筋肉の疲労を抑制したりする作用のあるコエンザイムＱ10（ＣｏＱ10）も入れる。そのように考えていって作った栄養剤を、無作為抽出試験にかけました。患者を無作為に二つのグループに分け、片方にはこの栄養剤を、もう片方には同じカロリーの普通の栄養剤を、中身がわからないようにしてそれぞれ３か月間飲んでもらい、比較することにしたのです。

３か月後、試験の結果には明らかな差が出ました。新しい栄養剤を飲んだ人たちのほうが、筋肉量も増え、肺活量などの呼吸機能検査の成績もよく、血中酸素飽和度も高くなったのです。血中酸素飽和度とは、動脈血の中にあるヘモグロビンが酸素と結合している割合で、96

%以上が正常値です。ＣＯＰＤの人たちは92%とか93%しかないのですが、それがわずか1%アップの94%になるだけで、すごく呼吸が楽になる。この試験においてもまったく同様の効果が得られました。

彼も試験に参加してくれて、偶然、新しい栄養剤を飲むグループのほうに入りました。その結果、どうなったと思いますか？　そう、3か月の試験期間が終わったとき、夢が実現しました。むせずにラーメンを食べられるようになったのです。

「先生、これええわ！　早く発売してくれ」と言われたものの、すぐには発売できません。それで、彼のように調子がよくなった人には、この臨床試験を継続することにしました。

そして、飲み始めてから1年半が経った頃。なんとその彼は、在宅酸素も外すことができたのです。在宅酸素療法とは、日常生活で継続的に酸素吸入をすることで、常に鼻に酸素吸入用のチューブを挿入しています。携帯用の酸素ボンベもあって、着けたまま外出もできますが、不自由なことは不自由です。それが、要らなくなったのです。呼吸筋がついて、自力で必要な酸素を取り込めるようになったのです。こうなれば、なんでも食べたいものを食べられます。

在宅酸素が外れたことを報告に来て、「先生は約束を守ってくれた。ありがとう」と言って泣いた彼の涙を見たとき、胸がいっぱいになって、私も泣きそうになってしまいました。

（3）　寿命が尽きる前に死んでしまう人が多すぎる！

増える「病室の骸骨」

栄養障害の問題で、もう一つ忘れてはいけないのが、高齢者です。

大学病院を出て、鈴鹿と尾鷲という二つの病院に行って私が気づいたのは、地域の病院にはものすごくたくさんの高齢者が入院していて、しかも〝病室の骸骨〟と化しているということでした。「高齢者の栄養を何とかしなければ、日本中寝たきりの人ばかりになってしまう」と、危機感を抱いたのです。そして、「この状態は、間もなく全国に広がるだろう」と思いましたが、そのとおりになりました。地方から始まった日本の高齢化は、今や大都市にも及んでいます。

もちろん若い人でも、入院治療をしたことで、栄養障害に陥ってしまうことはあります。病気や治療によって失われた栄養に見合うだけの栄養を入れなければ、栄養障害が起こるのは当然です。しかし、栄養の余力があるために、栄養管理が不適切でも、持ちこたえられることが多いのです。ところが高齢者は、そうではありません。

高齢者の中には、食が細くなって量を食べられないうえに、お肉はほとんど食べないという人も大勢います。これではタンパク質や脂質が圧倒的に不足してしまいますし、微量元素も摂れません。さらに、運動もあまりしないために、足腰の筋肉も細くなってしまっています。

そんな状態で病気やケガをしたら、どうなるでしょうか？　病気やケガによって栄養状態がさらに悪くなり、治療によってさらに悪くなり、不適切な栄養管理でさらに悪くなり、あっという間に重度の栄養障害に陥ってしまいます。寝たきりになって、家に帰れなくなってしまうのです。

人生の最後に近い大事な時間を、病院のベッドに寝たきりで過ごしていいわけがありません。褥瘡に苦しみながら、何年も病院の天井を見つめて過ごすなんて、あってはいけないことです。けれども、そんな高齢者は日本中にたくさんいます。

また、高齢者を栄養状態の悪いままにしておけば、大きな病気やケガをしなくても、やがて栄養障害に陥って動けなくなってしまいます。超高齢社会を迎えた日本では、高齢者の栄養をなんとかしなければ、寝たきりの人が急激に増えていくのです。

栄養障害で筋力が落ち、寝たきりになって、排泄や食事が自力でできなくなれば、その先にあるのは失意です。生きる意欲を失い、「自分はもうダメだ」とか「このまま死んでいくんだ」と思い込み、寿命が尽きていないのに死んでしまう。先に登場したヒンズースクワットのおじいちゃんだって、あのまま放っておけば、おそらく1か月ももたずに亡くなってしまったのではないでしょうか。あと5年も生きる力があったのに、です。

人は栄養なしには生きられない

けれども、ヒンズースクワットのおじいちゃんがそうだったように、栄養管理をきちんとすれば、いきいきと〝生き切って〟死ぬことができます。COPDの男性のように、あきらめていたラーメンをもう一度食べることもできます。「どうして、もうダメだなんて思ったんやろ?」と思えるまでに戻るのです。

人の身体には、もともと〝治ろうとする機能〟が備わっています。ケガをしても手術をしても傷が治るのは、細胞が再生して傷口がくっつくからです。風邪をひいたり肺炎になったりしても治るのは、免疫細胞がウイルスや細菌をやっつけてくれるからです。そして、そのような機能のベースになっているのが代謝であり、栄養です。

栄養状態を改善すれば、人に備わったみずから治る機能がうまく働き、医療が充分に効果を発揮できます。場合によっては、栄養状態を改善しただけで病気や症状が治ることさえあります。栄養を摂るからこそ、私たちは生命を維持できるのであり、栄養なくして医療は成り立たないのです。

本書ではその点を踏まえ、栄養を中心に据えて、がんをはじめとする病気や症状との関連や、老化との関連を見ていきます。また、栄養とは何かといった基礎知識も、わかりやすく解説します。生きていくうえで不可欠な栄養とは何か、どんな働きをするのか。そして、栄養障害に陥ることなく、人生をいきいきと生き切るためには、どうすればいいのか。それをみなさんといっしょに考えていきたいと思います。

第1章

がんと栄養をめぐる誤解

（1）「栄養を入れるとがんが大きくなる」は本当か？

がんは身体から栄養を奪って成長していく

みなさんは、「がん」にどのようなイメージを抱いていますか？　遺伝子の異常が積み重なって、死なない細胞ができてしまう病気、でしょうか。普通の細胞と違ってがん細胞は死なず、際限なく増殖するために、どんどん増殖して腫瘤《しゅりゅう》を作り、やがて重要な臓器をダメにして人を死に追いやる、というイメージかもしれません。

ところが、栄養の観点からすると、がんは「代謝異常」の病気です。代謝とは、生命を維持するために必要なエネルギーを作ったり、筋肉などの組織を作ったりするために、私たちの体内で起こる生化学反応全般のことです。がんは、この生化学反応を異常にしてしまうのです。

がんは、まず糖の代謝を異常にします。糖の代謝にかかわる「酵素」に異常を生じさせて、糖の代謝を亢進させるのです。

酵素とは、生化学反応で触媒の働きをするタンパク質です。酵素の中には酵素そのものだけで働くものもありますが、酵素の働きを助ける「補酵素」を必要とし、補酵素と結合することで初めて働くものもあります。補酵素には、ビタミンB群などのビタミン類や、マグネシウム、亜鉛、イオウなどの微量元素、コエンザイムQ10など、さまざまなものがあります。

酵素は、それぞれが特定の物質に対応していて、対応する物質の反応速度を速めます。つまりブドウ糖なら、代謝する際にはブドウ糖に対応する酵素が働きますが、がん細胞はその酵素の働きを狂わせてしまうのです。

そのため、がん細胞の中では糖代謝が亢進します。すなわち、糖の分解がどんどん進み、糖をどんどん消費してしまうので、がん細胞は糖を大量に取り込みます。そして、糖を代謝する際に生まれるエネルギーを使って、ものすごいスピードで増殖していくのです。

さらに、がんはタンパク質の代謝も異常にします。がん細胞は、サイトカインやＰＩＦ(proteolysis-inducing factor：タンパク質分解誘導因子）と呼ばれる物質を放出しますが、その影響で、筋肉ではタンパク質の分解がどんどん進みます。

サイトカインとは、さまざまな細胞に働きかけてその働きを変える、ホルモンに似た物質です。がんになると、肝臓で合成されるタンパク質の量は増えるのですが、それをはるかに上回る勢いで、タンパク質の分解が進んでしまうのです。

脂質の代謝でも同様のことが起こります。がん細胞が放出するサイトカインやLMF(lipid mobilizing factor：脂質動員因子)によって、脂肪細胞から血液の中に脂肪が溶け出します。ところが、がんが放出するサイトカインの影響で、血中脂質をうまく代謝できなくなってしまうのです。そのため、高度に進行したがん患者は高脂血症になります。

このようにして、がん患者は筋肉が細り、体脂肪も減って、あっという間にやせていきます。がんは、私たちの正常な組織を崩壊させ、強引に栄養を奪い、際限なく増殖していくのです。

「栄養を入れるとがんが大きくなる（だから栄養を入れないほうがいい）」という言い方は、がん細胞が栄養を摂り込むことだけに注目し、その栄養が私たちの身体から奪われていることを無視しているわけです。身体からどんどん栄養が奪われてしまうのですから、その分の栄養を補わなければ、がん患者はあっという間に栄養障害に陥ります。筋肉が細って、歩いたり立ったり、自分で排泄したり食事をしたりできなくなります。脂肪がなくなって褥瘡ができ、免疫機能が衰えて感染症にかかってしまうのです。

がんに栄養を奪い尽くされてしまえば、そこにあるのは死です。しかし、必要充分な栄養を補給できれば、がんとともにではあっても、いきいきと生きることができます。最後の最後、本当の終末期には、私たちの身体は栄養を受け付けなくなります。しかし、すぐにそうなるわけではありません。

実際に、私たちの診療科に入院してくるがん終末期の患者に、体系的な栄養管理を始めたところ、それまで35日だった生存期間が50日に延びました。たった1年で、2週間も生存期間が延びたのです。しかも、その2週間は、口から食べられる期間です。私たちの診療科には、余命1か月程度になってから入院してくる人が多いのですが、もっと早くから適切な栄養管理を行えば、生存期間はもっと延びるはずです。自分の口で食べ、動き、考え、笑い、いきいきと生きる日々が、ずっと長くなるはずなのです。

がん細胞は酸素があっても「嫌気性解糖」をする

では、がんになっても身体を弱らせないためには、どのような栄養を摂ればいいのでしょうか？

私たちの診療科にやってくる人たちを含めて、医療現場で多い栄養障害は、タンパク・エネルギー栄養障害（protein-energy malnutrition：ＰＥＭ）です。入院患者の30～50％に中等度以上の栄養障害があるという話を序章でしましたが、その多くがＰＥＭなのです。つまり、身体を作る材料であるタンパク質やアミノ酸と、エネルギーの元になる糖質や脂質が足りないのです。タンパク質、糖質、脂質は三大栄養素といわれるとおり、これがないと人は生きていくことができません。その基本中の基本の栄養素を、まず補う必要があるわけです。

とはいえ、糖はがん細胞の大好物な栄養素です。摂ってもいいのでしょうか？

糖は、人が生きていくうえで非常に重要なエネルギー源ですから、摂らないわけにはいきません。ただし、糖を摂っても正常細胞がそれをうまく使えないのでは、意味がありません。そこで、糖が効率的に「好気性解糖」に回るように、好気性解糖を促進する栄養素も同時に摂ることが大事です。なぜならば、正常な細胞の中では通常「好気性解糖」が行われますが、がん細胞の中では「嫌気性解糖」が行われるからです。

スポーツに詳しい方なら、細胞がエネルギーを生み出す方法には、酸素を使って糖を代謝する好気性解糖と、酸素を使わずに代謝する嫌気性解糖があることを、ご存じだと思います。ジョギングのような有酸素運動では、酸素を供給しながら運動するため、体内に酸素が充分にあり、細胞は酸素を使って糖を代謝し、エネルギーを作り出します。それに対して、１００メートル走のような激しい運動では、酸素の供給が間に合わないため、細胞は酸素を使わない嫌気性解糖によって糖を代謝し、エネルギーを作り出します。
ところが、がん細胞は酸素が充分にある状態でも、嫌気性解糖をするのです。

ここで簡単に、好気性解糖と嫌気性解糖の仕組みを見ておきましょう（41ページ 図１‐２）。食糖は、米や麦などの穀類や、芋類、豆類、果物などさまざまな食品に含まれています。食事をすると、糖は体内で消化酵素によって代謝されて、ブドウ糖になります。ブドウ糖は血流に乗って全身を巡り、膵臓から分泌されたインスリンの働きで細胞内に取り込まれます。そして、細胞の中でさらに代謝されてピルビン酸になります。

ブドウ糖が代謝されてピルビン酸になる過程を「解糖系」と呼びますが、これは細胞の細胞質で行われます。このとき酸素が充分にないと、細胞質内でさらに解糖が進み、ピルビン酸が乳酸に変わります。これが嫌気性解糖です。

一方、酸素が充分にある状態では、ピルビン酸はミトコンドリア内に取り込まれます。ミトコンドリアは細胞の中にある小器官で、エネルギーを作り出し、細胞に供給する役目を担っています。

ミトコンドリア内に取り込まれたピルビン酸は、ピルビン酸脱水素酵素によって代謝され、アセチルＣｏＡとなって、ＴＣＡサイクル（クエン酸回路）に入ります。ところが、このピルビン酸脱水素酵素が働くにはいくつかの補酵素が必要で、その一つがビタミンB_1です。そのためビタミンB_1が不足すると、ピルビン酸脱水素酵素が働かず、ピルビン酸がアセチルＣｏＡへと変わることができずに、ＴＣＡサイクルに入れません。するとピルビン酸は解糖系に戻り、嫌気性解糖されて乳酸に変わってしまうのです。

ビタミンB_1があって酵素がきちんと働き、ピルビン酸がアセチルＣｏＡになってＴＣＡサイクルに入った場合は、電子伝達系という過程を経て、ＡＴＰ（アデノシン三リン酸）が作られます。ＡＴＰは〝生体のエネルギー通貨〟と呼ばれる物質で、これがミトコンドリアから細胞質に出て、エネルギー源として使われます。ＡＴＰが加水分解されてアデノシン二リン酸となり、さらにアデノシン一リン酸となる過程でエネルギーを放出し、最終的には水と二酸化炭素になるのです。

ＡＴＰは、ブドウ糖がピルビン酸になる解糖系でも作られます。このとき作られるのは、ブドウ糖1分子からＡＴＰ2分子です。好気性解糖の場合は、さらにＴＣＡサイクルで2分子、電子伝達系で34分子のＡＴＰが作られます。

図1-2　細胞質内で起きる嫌気性解糖と好気性解糖

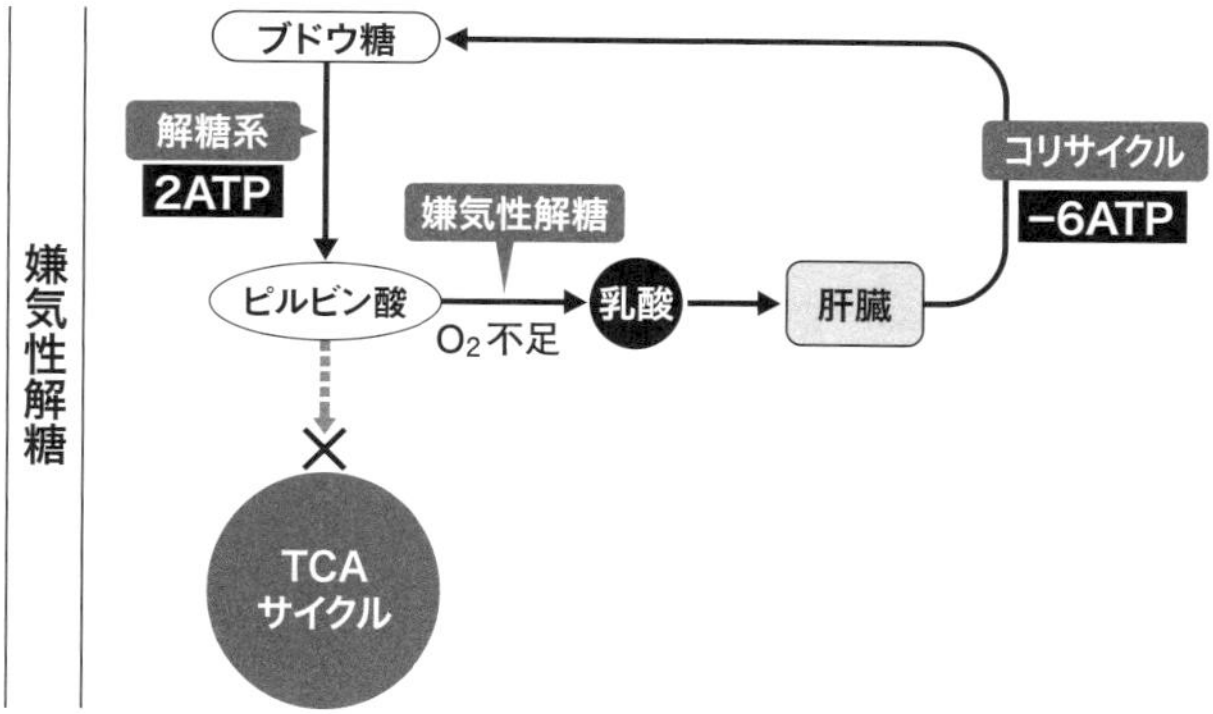

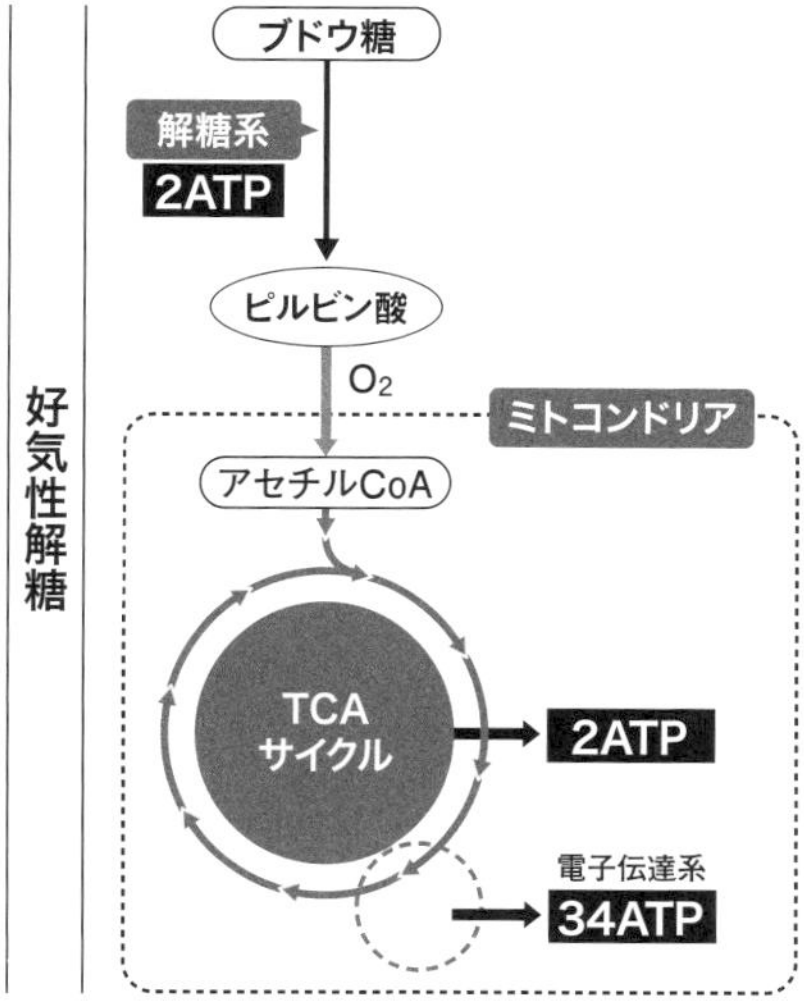

つまり、嫌気性解糖で作られるエネルギー通貨は、解糖系で作られた2分子のATPがすべてであるのに対して、好気性解糖では解糖系の2分子にTCAサイクルの2分子と電子伝達系の34分子を合わせて、計38分子のATPを作れるということです。嫌気性解糖は、仕組みが単純な分だけ反応は速いのですが、ブドウ糖からATPへの代謝効率は非常に悪いのです。

それなのになぜ、酸素が充分にある環境でも、がん細胞は嫌気性解糖を行うのでしょうか？　好気性解糖をしたほうが、もっと効率よくエネルギーを作れて、もっとずっと速く増殖できるのではないでしょうか。

実は、その理由はよくわかっていません。いくつかの説があげられていて、一つの説では、「腫瘍が大きくなるにつれて内部が低酸素状態になるから、その状態でも生きていけるように嫌気性解糖をする」としています。また、「がん細胞は好気性解糖を行わないことで、アポトーシスしないようにしている」という説もあります。

「アポトーシス」とは、あらかじめプログラムされた細胞死です。たとえば、なんらかの理由によって遺伝子が傷つくと、細胞はそれを修復しようとします。けれども修復できないときは、あらかじめ遺伝子に組み込まれたプログラムを起動させ、細胞をアポトーシスさせて、みずから細胞を枯らすのです。

このアポトーシスには、ミトコンドリア内でＡＴＰを作る際に使われる物質が重要な役割を果たしています。そこで、その物質が活性化してアポトーシスが起こり、自分が死んでしまうのを避けるために、がん細胞は好気性解糖を行わない、というのです。であれば、強制的にがん細胞に好気性解糖をさせることができれば、がん細胞が死ぬかもしれないわけです。

この説の真偽はまだわかりませんが、好気性解糖を亢進させる栄養を補給すれば、少なくとも正常細胞では効率よくエネルギーを作れ、がん細胞に糖をある程度奪われても、身体が弱ることを避けられます。

身体を弱らせないための栄養素

では、正常細胞が好気性解糖を効率よく行うには、どんな栄養が必要なのでしょうか？

まず、好気性解糖を活性化してエネルギーを作り出すには、ビタミンB_1が欠かせません。ビタミンB_1は、ピルビン酸をアセチルＣｏＡに変え、ＴＣＡサイクルに取り込む際に補酵素として働きます。そのためビタミンB_1が不足していると、酸素が充分にあっても好気性解糖ができず、代謝効率が下がってしまうのです。

さらに、コエンザイムQ10も重要です。コエンザイムQ10は、電子伝達系で電子の受け渡しをしてATPを生産する際に使われる酵素の補酵素です。したがって、コエンザイムQ10が不足すると酵素が働かず、ATPが作れません。ATPが作れないとは、エネルギーが作れないということですから、細胞が働かなくなって身体が弱ってしまいます。

また、がんがあると脂肪細胞から血液中に脂肪酸が溶け出しますが、それをうまく代謝できなくなります。この状態を解消するには、L‐カルニチンとコエンザイムQ10が有効です。

脂肪は、通常は脂肪細胞に蓄えられていて、運動するなどしてエネルギーが必要になると、加水分解されて脂肪酸とグリセロールになり、血液中に放出されます。この脂肪酸が細胞に取り込まれて代謝され、L‐カルニチンの働きによってミトコンドリア内に入ります。そして、さらに代謝されてアセチルCoAに変わり、TCAサイクルに入るのです。

ところががん患者は、がん細胞から放出されたサイトカインなどのせいで、脂肪酸が血中に溶け出しているにもかかわらず、それを利用できないため高脂血症になってしまいます。しかし、L‐カルニチンとコエンザイムQ10を同時に投与すると、脂肪酸がミトコンドリアに入りやすくなり、血中脂質を利用できるようになるのです。その結果、脂肪酸がTCAサイクルに入り、電子伝達系を経て、エネルギー通貨のATPへと変わります。

一方、がん細胞では、嫌気性解糖で乳酸が作られます。作られた乳酸は肝臓に入り、代謝されてブドウ糖に戻りますが、このとき6ATPのエネルギーを消費します。つまり、解糖系で2ATPのエネルギーを生んでも、できた乳酸をブドウ糖に戻すために、6ATPを必要とします。この回復機構を「コリサイクル」といいますが、この機構にも限界があります。疲労物質である乳酸が溜まるうえに、エネルギーもマイナスになり、身体がだるくなるのです。

この場合は、乳酸をブドウ糖にするのではなく、ピルビン酸に戻すことができれば、余計なエネルギーを消費せずに済み、だるさも解消されます。それにはBCAAやクエン酸が有効で、これらの栄養素は乳酸からピルビン酸への代謝を促進するとともに、乳酸をできにくくもしてくれます。

BCAAは、人の体内で合成できない必須アミノ酸のうち、バリン、ロイシン、イソロイシンの3種類をさします。筋肉に蓄積されていて、運動するときのエネルギー源になるとともに、タンパク質の分解を抑制する働きもします。乳酸をピルビン酸に戻す際に働くだけでなく、がんによってタンパク質が崩壊し、筋肉が細るのを防ぐためにも有効なのです。

また、がんがどこにあるかによっても、ポイントとなる栄養は異なります。たとえば肺がんの場合は、ＣＯＰＤの人と同様に呼吸が苦しく、一生懸命息をしなければなりませんから、呼吸筋の筋力を保つことが大事です。そのため、タンパク質の崩壊を防ぎ、合成を促進する作用のあるＢＣＡＡが必要です。また、血中酸素飽和度が低くなりますから、低酸素状態で細胞の代謝をよくしてくれるコエンザイムＱ10も重要です。

肝がんの場合は、肝障害を起こしていることが多く、タンパク質やアミノ酸の代謝が低下します。それを補うには、肝機能を活性化する働きのあるＢＣＡＡやアルギニンが有効です。がんがあると、代謝に異常が生じます。したがって、三大栄養素を健康な人と同様にただ摂るだけでは、うまく利用することができません。がんがあっても身体が弱らないように、ポイントとなる栄養をいっしょに摂ることが大事なのです。

（2）術前術後の栄養が回復のカギ

栄養状態がいい人は、術後の回復もいい

がんが見つかって、治療することになった場合、手術・抗がん剤・放射線が三大治療であり、手術ができるなら手術が第一選択肢というのは、みなさんご存じのとおりです。それで手術を受ける人が多いのですが、同じがんの同じような進行度の人でも、栄養状態によって手術の予後はまったく異なります。もちろん、栄養状態のいい人のほうが予後もいいわけです。

手術を受ける際に必要となるのは、身体を作る材料であるタンパク質と、エネルギー源である糖質と脂質です。また、「手術と栄養」というと、術後の栄養を思い浮かべる人が多いと思いますが、予後の善し悪しには、術前の栄養と術後の栄養の両方が関係します。術前にきちんと栄養補給を行って患者の栄養状態をよくしてからでないと、手術によって身体が弱り、傷の治りも遅く、感染症などの合併症を発症する確率が高くなってしまうのです。

そこで手術の前には、まず患者の栄養アセスメント、すなわち栄養状態の評価を行う必要があります。患者の栄養状態を調べ、不足している栄養素があるか否かや、不足がある場合はどの栄養素をどの程度、どんな方法で補えばよいかなどを判断し、栄養を補充してから手術をするのです。

栄養状態を評価する際の重要な指標の一つである「血清アルブミン値」（血液中のアルブミ

ン値）と、術後の合併症発生率や死亡率を調べたデータを見ると、栄養状態と予後の関係がはっきりとわかります。血清アルブミン値が４・６ｇ／dLと充分な場合は、術後30日以内の合併症発生率は10％、死亡率は１％未満ですが、２・１ｇ／dLと半分以下の場合は、合併症発生率は65％に、死亡率は29％に跳ね上がるのです。

アルブミンは血液中にあるタンパク質の一種で、３・０ｇ／dL以下の場合は栄養障害と判定されます。ただし、血清アルブミン値は栄養障害でなくても下がることがありますし、半減期（血中濃度が２分の１になるまでの期間）が21日と長いため、２〜３日程度の短期的な栄養状態は反映できません。したがって栄養評価に際しては、血清アルブミン値だけでなく、血液検査や尿検査で得られたそれ以外のデータ、すなわち「客観的栄養評価」と、体重の変化や食事摂取量など患者本人の申告による「主観的栄養評価」を合わせて、総合的に見なければなりません。

それにしてもなぜ、手術前にタンパク質とエネルギーを〝満タン〟にしておく必要があるのでしょうか。手術をしたらすぐに点滴をすればいいのではないでしょうか？

私たちの身体は、手術やケガなどによって傷つくと、さまざまなホルモンやサイトカインを出して、血流量や血圧を維持しようとします。このときに出るホルモンには血糖上昇作用があり、血糖値が上昇します。それに対して、血糖を下げる効果のあるインスリンの分泌量は増加するのですが、それを感知するレセプター（受容体）の機能が一時的に低下するため、血糖を細胞に取り込むことができず、手術後は高血糖になります。これを「外科的高血糖」または「外科的糖尿病状態」と呼びます。

手術後は、手術によって傷ついた細胞を修復するために大量のエネルギーが必要なのに、エネルギー源である糖を細胞内に取り込んで代謝することができないわけです。要するに、高カロリーの輸液を点滴などで入れても、うまく利用できないのです。したがって、栄養補給がうまくいかないこの時期を乗り切って速やかに回復していくためには、手術前に栄養状態をよくしておくことがとても大切なのです。特に、手術後に合併症をきたすと、この糖をコントロールする機能の回復が遅れ、どんどん身体のタンパク質や脂肪が使われてしまい、著しいやせをきたすことになります。

手術後の栄養はどうでしょうか？

まず、絶食期間をできる限り短くすることが重要です。絶食期間が長くなると、口から食べること自体がうまくできなくなってしまったり、小腸の粘膜が萎縮してしまったりするからです。小腸の粘膜を萎縮させないことがなぜ重要かは次項で述べますが、私は基本的に、手術前4時間と手術後12時間の計16時間以上は絶食させないようにしています。

たとえ胃や腸などの消化管の手術をした人でも、唾液をはじめとする消化液は出ていて、消化管を通過しているわけですから、少量の水分ぐらい摂取してもなんの問題もありません。唾液だけでも1日に1000㎖、胃液、胆汁、膵液、腸液などを合わせると7000〜8000㎖も出るのです。そのため、ごく少量で効果のある栄養剤を、口から飲める人は口から、ダメな人は鼻から胃に管を入れるなどして、摂ってもらうようにしています。この栄養については、あとで述べます。

具体的にどの栄養素をどれくらい入れるかは、「栄養アセスメント」に基づいて決めますが、基本的には以下のように考えます。まず、手術直後の、糖を細胞に取り込めない間は、充分なエネルギーを投与しても代謝されにくいので、タンパク質が必要以上に崩壊されないような栄養管理をします。タンパク質の元となるアミノ酸のうち、BCAAがとくに有効です。またアミノ酸は、傷ついた組織の修復や免疫細胞の補充に必要であるうえに、エネルギー源としても代謝されてしまうからです。

したがって、分量はタンパク質から先に決めていきます。投与する総エネルギーのうち、タンパク質がまずどれくらいかを決める。その次に、脂肪の量を決める。それから糖の量を決める。さらに、ビタミンやミネラルの量を決める。このようにして、どの栄養をどれくらい入れるかを決めていくのです。

1日必要エネルギー量は、「基礎エネルギー消費量」に「活動係数」と「ストレス係数（侵襲因子）」を掛けて算出します。「1日必要エネルギー量＝基礎エネルギー消費量×活動係数×ストレス係数（侵襲因子）」です。

基礎エネルギー消費量は、安静な状態の健常な人が消費するエネルギーです。基礎エネルギー消費量には、いくつかの算出法がありますが、臨床的に広く用いられているのは「ハリス・ベネディクトの式」を使う方法です。

男性：基礎エネルギー消費量（kcal／日）＝66.5＋（13.7×体重kg）＋（5×身長cm）－（6.8×年齢）

女性：基礎エネルギー消費量（kcal／日）＝665.1＋（9.6×体重kg）＋（1.8×身長

cm）－（4.7×年齢）

この式で算出した数値に、どれくらい運動量があるかという活動係数と、侵襲の大きさによって決まるストレス係数を掛けます。侵襲とは、生体の恒常性を侵すこと、平たくいえば「傷つけるなどして、身体をいつもと違う状態にすること」すべてをさし、ケガや骨折、感染症などだけでなく、手術や注射、投薬などの医療行為も含みます。

活動係数はここでは、安静の場合は1・0、歩行可能な場合は1・2、労働状態に応じて1・4～1・8に設定します。

ストレス係数は、重症度に応じて1・2～1・8に設定します。手術後3日間のストレス係数は、乳房切除などの軽度

ストレス係数

ストレス係数（SF：Stress Factor）

術後3日間▼

軽　度：1.2	胆のう・総胆管切除、乳房切除
中等度：1.4	胃亜全摘、大腸切除
高　度：1.6	胃全摘、胆管切除
超高度：1.8	膵頭十二指腸切除、肝切除、食道切除
臓器障害▶	1.2＋1臓器につき0.2ずつup↑（4臓器以上は2.0）
熱傷　▶	熱傷範囲10％ごとに0.2ずつup↑（最大2.0）
体温　▶	1.0℃上昇ごとに0.2ずつup↑（37℃：1.2、38℃：1.4、39℃：1.6、40℃：1.8）

図１-３　１日必要エネルギー量の求め方

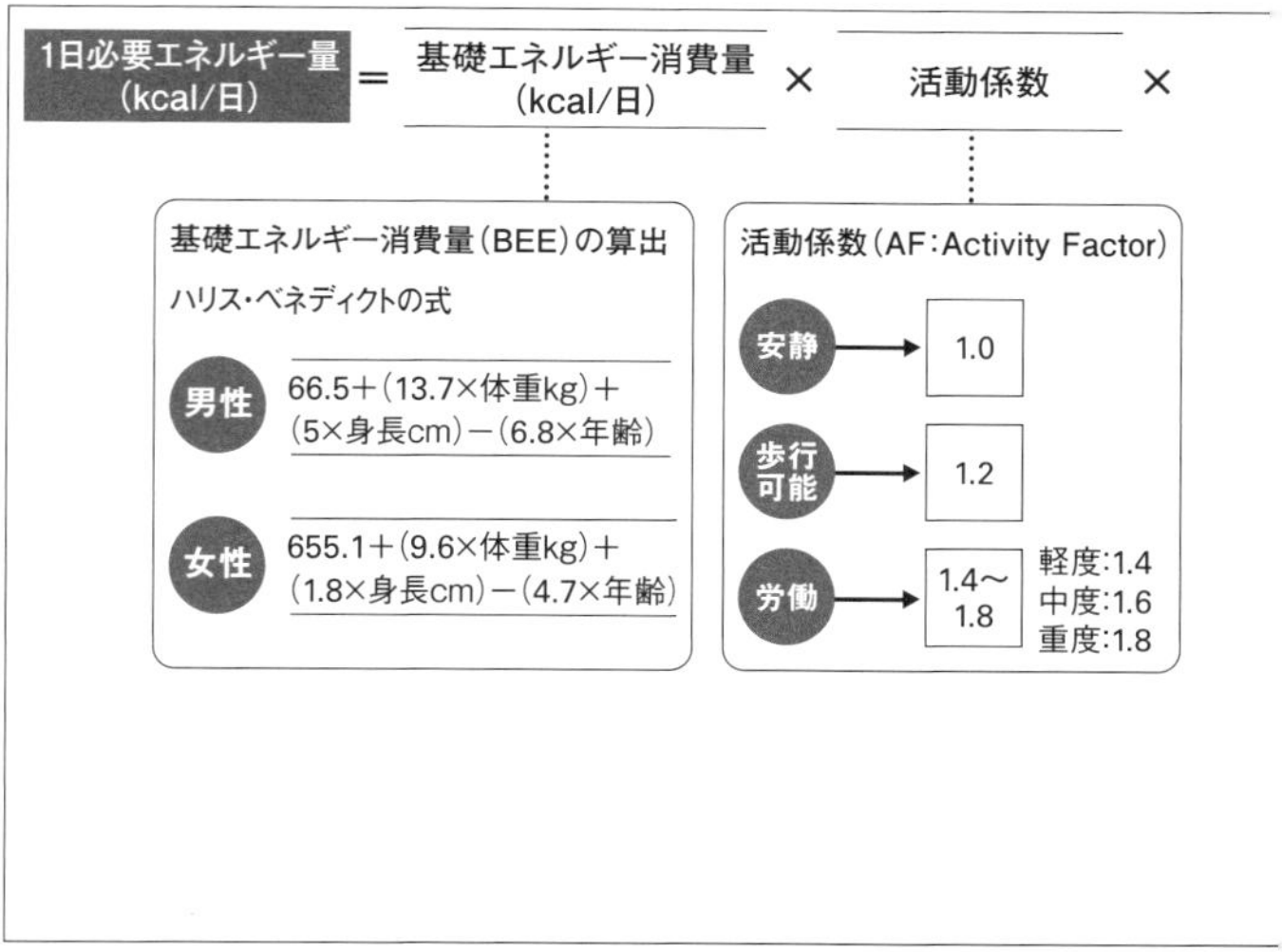

が１・２、大腸切除などの中等度が１・４、胃全摘などの高度が１・６、肝切除や食道切除などの超高度が１・８などとなっています。侵襲度の高い手術を受ければ受けるほど、たくさんエネルギーが必要になるのです。

　このストレス係数を考慮しないで投与するエネルギー量を決めてしまうと、エネルギー不足に陥ってタンパク質の崩壊が進みます。そして、手術したのはいいけれど筋肉が細ってしまい、歩いて退院できない、といった事態が起こるのです。

栄養を入れるときは、できるだけ腸を使う

手術に際しては、どのような栄養をど

れくらい投与するかも大事ですが、いつから、どのように投与するかも大事です。

私は、手術の4時間前までは、GFO（Glutamine- Fiber- Oligosccharide）というごく少量で効果のある栄養剤を飲んでもらいます。また、手術後もしばらく様子を見て問題なければ、12時間置かないうちに、やはりGFOを飲んでもらいます。そうすると腸管の動きや機能の回復が早く、翌日にはスープか重湯ぐらいは食べられるようになります。

GFOは私が開発した栄養剤ですが、内容は文字どおりグルタミン、水溶性ファイバー、オリゴ糖です。グルタミンは腸のエネルギー源であり、水溶性ファイバーは小腸粘膜に刺激を与えるとともに、腸内で分解されて短鎖脂肪酸となり、これが大腸のエネルギー源となります。オリゴ糖は水溶性ファイバーの働きを助け、吸収を増強するとともに、悪玉菌を追い出したりします。これを少しずつ水に溶いて飲ませると、腸管粘膜の表面を被っている「絨《じゅう》毛上皮細胞《もうじょうひ》」の増殖が促されて、腸管粘膜の萎縮を防ぎ、腸管の機能を活性化できるのです。

胃の全摘をした場合は、以前は1週間完全絶食でした。造影剤を用いて吻合部《ふんごう》を撮影し、綻びがないのを確認してから、少しずつ水分や食べ物を入れていったわけです。ですが、これでは手術は成功しても、身体が弱ってしまいます。それで私は、わずかな量で大きな効果のあるGFOを、間を置かずに飲んでもらうようにしています。

30年ほど前は、手術をしたら３日間ぐらいはリンゲル液（生理食塩水にカリウムやカルシウムなどを加えたもの）を点滴するだけでよいとされていました。しかし、それでは患者がものすごく弱ってしまいます。それで私は、できるだけ前倒しして栄養を入れるようにしてきました。今では「早期経腸栄養」といって、手術後36時間以内に経腸栄養を開始するのがよいとされるようになりました。

「経腸栄養」という言葉が出てきましたが、実はこれが「どこから栄養を入れるか」の答えであり、術後できるだけ早く栄養を入れることの理由でもあります。

身体に栄養を入れるルートは、大きく分けて二つあります。「経静脈栄養」と、「経腸栄養」です（図１‐４）。

さらに、経静脈栄養には「末梢静脈栄養（Peripheral Parenteral Nutrition：ＰＰＮ）」と、「中心静脈栄養（Total Parenteral Nutrition：ＴＰＮ）」があります。末梢静脈栄養は、前腕にある末梢静脈に点滴をするのが一般的で、１～２週間の短期的な栄養投与の際に使われます。中心静脈栄養はそれよりも長期の場合に用いられる方法で、上腕、鎖骨下、頸部《けいぶ》やそけい部（ものつけねの、内側にあたる部分）の比較的太い静脈からカテーテルを挿入して高カロリ

図1-4　身体に栄養を入れる方法

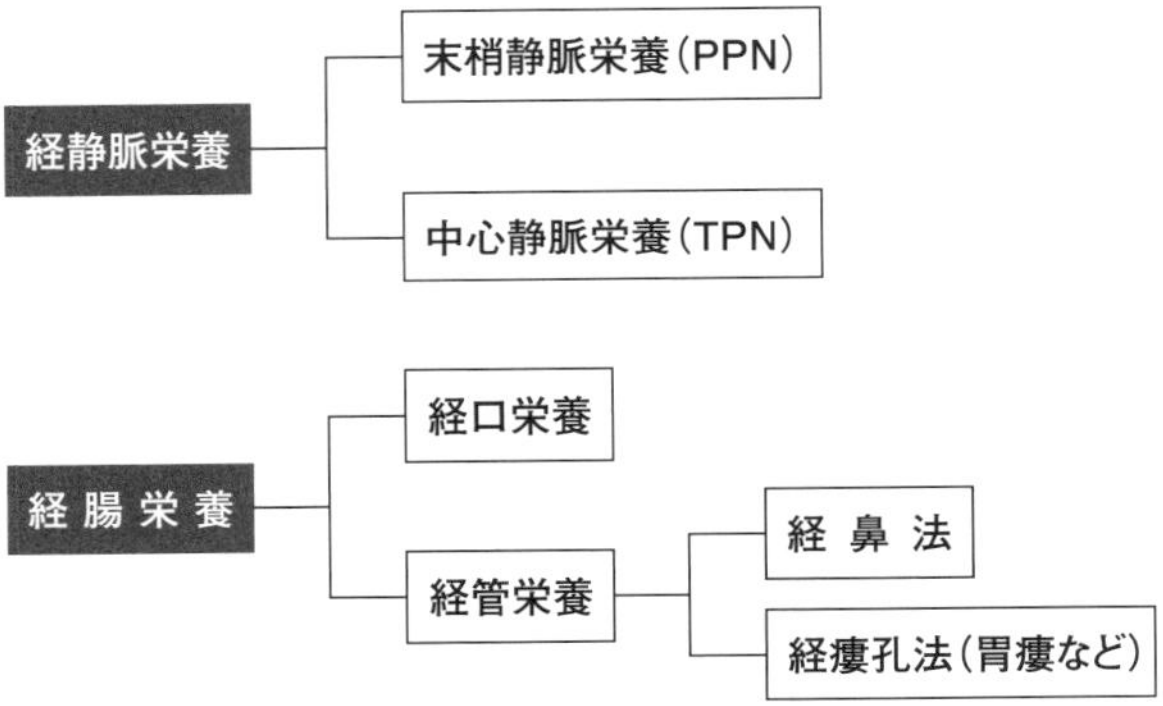

ーの輸液の投与を可能にするものです。最近では超音波画像を見ながら安全に挿入できるようになり、最も安全性の高いものは上腕からのものとされています。

経腸栄養は、「経口栄養」と「経管栄養」に分かれます。経口栄養は、文字どおり口から飲んだり食べたりすること。経管栄養は、鼻から胃や十二指腸まで管を入れる「経鼻法」と、胃や腸に瘻孔《ろうこう》を作る「経瘻孔法」に分かれます。高齢者に作ることの是非が問題になっている胃瘻は、経腸栄養の経瘻孔法の一種です。また栄養療法を①経静脈栄養、②経腸栄養、③経口栄養の3種類に分類する場合もあります。

どのルートを使うかは患者の状態によりますが、大原則は「経口摂取こそ最高の栄養法であり、栄養管理の最終目標である」ということ。そして、「腸が使えるなら、腸を使え」ということです。なぜかというと、同じ種類の同じ量の栄養を入れたとしても、腸を使う場合と使わない場合とでは大きな違いがあり、経口摂取できるかどうかで、さらに大きな違いがあるからです。

経腸栄養のメリットは、まず、中心静脈栄養で問題になるカテーテル敗血症の心配がない、ということです。中心静脈栄養ではどうしても、カテーテルから細菌が血管内に入ってしまう危険性があるのです。しかし、それ以上に重要なメリットは「小腸粘膜の萎縮を防げる」という点です。

経静脈栄養では、栄養を直接血管に入れますから、腸を使いません。そのため腸の粘膜が萎縮しますが、小腸の粘膜が萎縮すると免疫機能が低下して、小腸の中にあった細菌や毒素が全身に回ってしまうのです。これを「バクテリアルトランスロケーション」と呼びます。

そもそも小腸は、体内の器官ではありますが、外界に開かれた場所でもあります。口から胃や腸を通って肛門まで、消化管によって私たちの身体は外界と接しているのです。そのため消化管には、外界から入って来た細菌などの異物を体内に入れないためのバリア機能、す

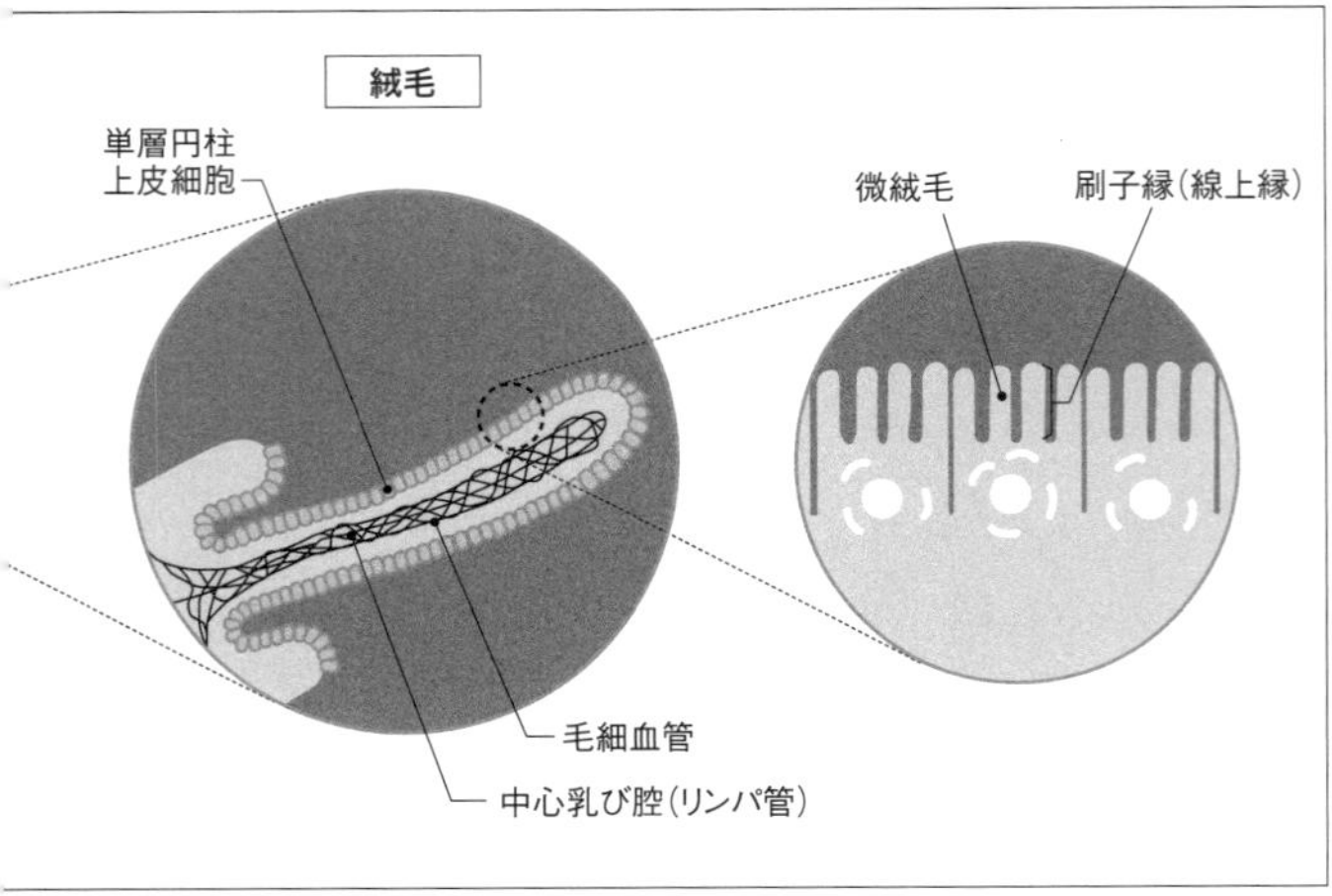

なわち免疫機能が発達しています。たとえば、喉の両脇にある扁桃《へんとう》には免疫細胞がたくさん集まっていて、ウイルスや細菌などが鼻や口から入ってきたとき、気管や肺に入るのを防ぐ役目をしています。胃では、強酸性の胃酸によって、異物を殺菌します。

消化管の中でも特に免疫機能が発達しているのが小腸で、小腸の粘膜には全身のリンパ球（免疫細胞の一種）の60〜70％が集まっているとされています。また、小腸粘膜にあるパイエル板という免疫器官は、小腸に入ってきた細菌などの異物（抗原）を捉えてその特徴をリンパ球や白血球に伝え、その抗原から身体を守るべく免疫担当細胞（抗原を攻撃する抗体を生成する細胞）を作る働きをしてい

図１-５　小腸絨毛の構造

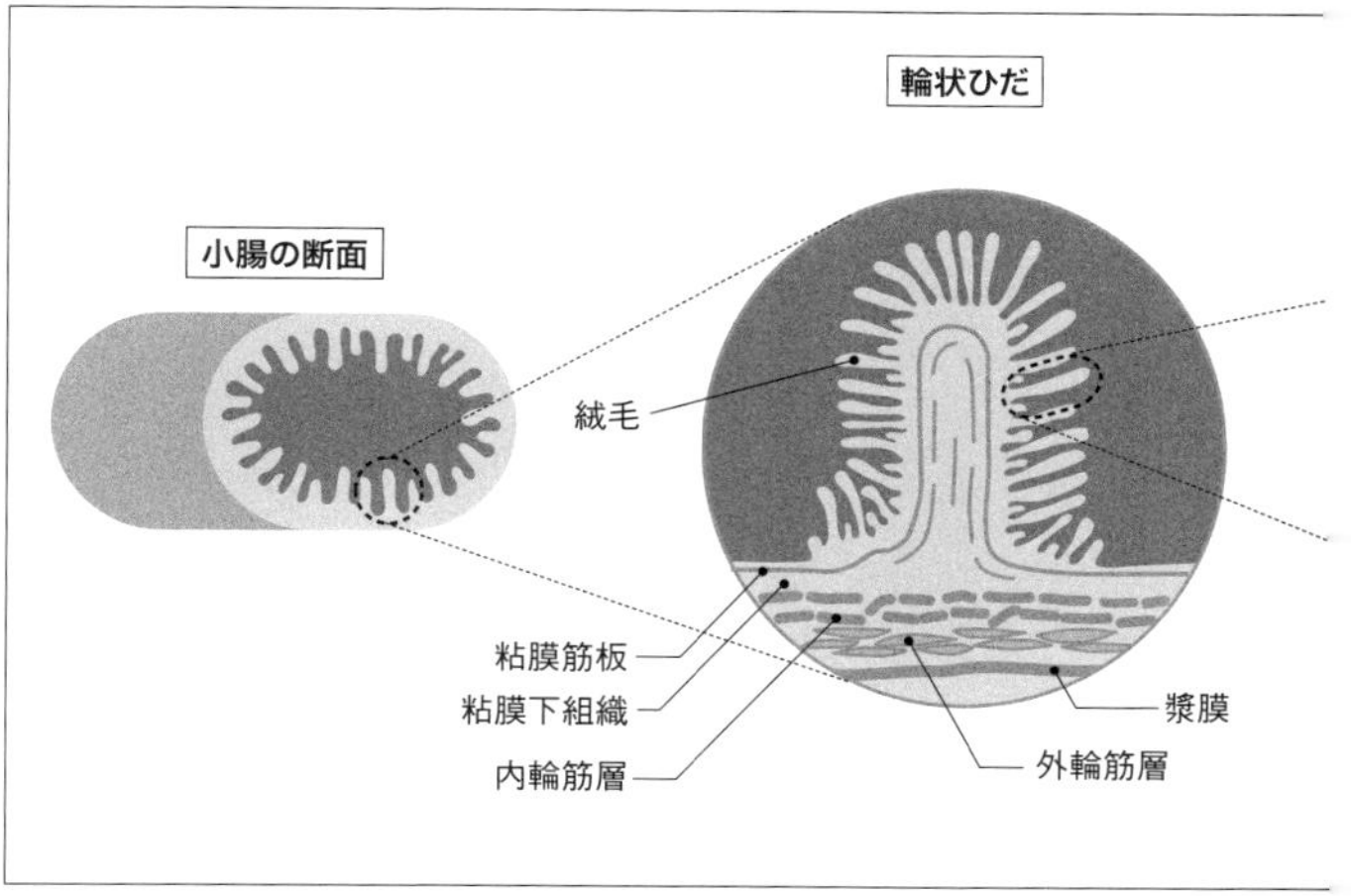

ます。抗体は、小腸内で働くだけでなく、血流に乗って全身に運ばれ、身体全体で働きます。

ところが、腸を使わないで長期の経静脈栄養を続けていると、小腸の粘膜が萎縮します。小腸は、外側は二重構造の筋肉で、内側は粘膜になっています。粘膜にはひだがあり、その表面には絨毛と呼ばれる細い突起が密集しています。絨毛の表面を被う細胞が「絨毛上皮細胞」で、この絨毛上皮細胞は５〜６日で入れ替わります。つまり、新陳代謝を繰り返しているわけです。ところが小腸を使わないと、絨毛上皮細胞の新陳代謝がうまくいかなくなって絨毛が萎縮し、粘膜が薄くなってしまうのです。

萎縮してバリア機能を失った粘膜からは、血管やリンパ管を通して、細菌をはじめとする異物が体内に入り込んでいきます。もちろん、消化吸収機能も低下します。小腸が担っている免疫機能や消化吸収機能を低下させないためには、栄養は、腸を使えるなら腸を使って入れること、そしてできるだけ早く開始することが、非常に大切なのです。

また、同じ栄養を同じ量だけ身体に入れても、体重がいちばん増えるのは口から入れた場合です。とくに、身体を作っているタンパク質の量が増えます。あるいは、タンパク質の減少が少ないともいえます。口で飲んだり食べたりした場合が、タンパク質の合成量がいちばん多いのです。次に多いのが経腸栄養で、いちばん少ないのが経静脈栄養です。

なぜそうなるかというと、原因は身体に対するストレスです。口から飲んだり食べたりするのは自然なことですから、ストレスがありません。それに対して、胃瘻などの経腸栄養はストレスがありますし、点滴などの経静脈栄養はもっとストレスがあるのです。

私たちの身体は、ストレスを感じると炎症性サイトカインという物質が放出され、身体の中が炎症を起こした状態になります。すると、炎症によってダメージを受けた細胞を修復しようとしてエネルギー消費量が増え、エネルギー源としてタンパク質も使われていきます。

そのため同じ栄養を同量投与しても、ストレスがあると体重が増えないのです。

口から食べることは、さらに、人に楽しみや喜びをもたらしてくれます。目で見、匂いをかぎ、噛むことは、五感に刺激を与えてもくれます。口から食べるものは、身体にとって糧《かて》となるだけでなく、心にとっても糧となります。カロリー摂取という目的を超えた大きな価値があるからこそ、経口摂取は最高の栄養法であり、栄養管理の最終目標なのです。

（3）抗がん剤治療、放射線治療の副作用

抗がん剤治療のダメージを和らげるための栄養とは

手術のように身体を切るわけではありませんが、抗がん剤治療もかなり侵襲の大きい治療法です。抗がん剤はがん細胞には障害を与えますが、基本的には劇薬または毒薬に分類される薬で、健常組織にはいわば毒物です。それを処理するには大量のエネルギーが要りますし、副作用も強く出ます。特に、抗がん剤を代謝する肝臓や腎臓には毒性が強く出て、肝細胞や腎細胞は多大なダメージを受けます。

そのダメージを補うには、タンパク質とエネルギーを補うのはもちろん、抗酸化作用のあ

るコエンザイムQ10やビタミンA、C、E、そして微量元素の亜鉛などをたくさん摂る必要があります。

血液中のアルブミン濃度が低い人ほど副作用が大きい

抗がん剤治療では、副作用が大きな問題となりますが、副作用の出方に大きくかかわっているのがアルブミンです。

アルブミンは、血液中にあるタンパク質の一種です。タンパク質の中ではサイズが最も大きく、100種類以上あるといわれる血液中のタンパク質の、6割程度を占めています。また、栄養状態を評価する際の重要な指標の一つであり、血清アルブミン値が3・0g／dL以下の場合は栄養障害と判定されることは、先に述べたとおりです。さらに、アルブミンはほとんどが肝臓で作られるため、肝機能検査の指標にもなります。

そのアルブミンが、副作用とどうかかわっているのでしょうか？

アルブミンには、二つの大きな働きがあります。「さまざまな物質と結合して、それを身体各所に運ぶ働き」と、「血管の中に水分を保持し、浸透圧を維持する働き」です。

まず、「さまざまな物質と結合して、それを身体各所に運ぶ働き」ですが、アルブミンには、ほかの物質と結合しやすい性質があります。分子の中にプラスまたはマイナスに帯電しているところが多々あって、帯電したほかの物質を引きつける、などの性質があるのです。そのため血液中にある亜鉛やカルシウムといった微量元素、酵素やホルモン、脂肪酸など、さまざまな物質と結合します。

同様に、アルブミンは薬の成分とも結合します。つまり、血中にアルブミンが充分ある場合は、薬の成分がアルブミンと結合するために、薬を投与しても血中濃度が一気に上がらないのです。そして、アルブミンと結合した薬は、血管の中を移動して体内各所に運ばれ、そこでアルブミンから離れて効果を発揮して、徐々に代謝されていきます。

反対にアルブミンが少ないと、消化管から吸収されたり注射された薬物は結合するアルブミンが限られているために、非結合の薬物の血中濃度が急激に上がります。そのため投与した全量が身体各所に移動して、一気に激しい作用をもたらしてしまうのです。

そのため、栄養状態が悪くアルブミンが少ない人ほど、薬の作用が急激に出て、副作用も大きくなってしまいます。アルブミンが少ないと、徐々に効いて副作用を少なく、という正常の作用が起こらないのです。

もう一つの、「血管の中に水分を保持し、浸透圧を維持する働き」も非常に重要です。浸透圧とは、濃度の異なる溶液が、半透膜を間にして接した場合に生じる圧力です。半透膜とは、小さな穴が開いた膜で、血管壁もその一種です。

血管壁には小さな穴が開いていますから、水やブドウ糖、ナトリウムやカリウムなどの小さな分子は血管壁を自由に通り抜けることができます。つまり、放っておくと血管の内も外も同じ濃度になってしまうのです。ところが、アルブミンは分子が大きく、血管壁を通り抜けることができません。しかも、アルブミンには水の分子を引きつける作用があります。その強さは、アルブミン1gあたり水20mL程度と、かなりの量に上ります。

そのため、アルブミンがあることによって、血管の内側にある分子の総量が外側にある分子の総量よりも多くなり、内から外に向けて圧力がかかります。アルブミンによって血管内に水の分子が保持され、外側に向けて圧力がかかった状態になるわけで、それによって血管が丸く膨らみ、その中をさまざまな物質が流れていくことができるのです。

もしも、血管の内と外で浸透圧の差がなければ、血管は丸く膨らむことができず、心臓がいくら血液を送り出そうとしても、血液は血管の外にしみ出してしまうでしょう。したがって薬の成分も、注射ならば注射した近辺に滲《にじ》んでしまい、血管の中を流れていくことができません。

ちなみに、栄養障害になると身体がむくむのは、血中のアルブミンが減って水を血管内に保持できなくなり、水が血管壁から外へ浸透してしまうからです。血管壁の小さな穴を通って水が血管から組織の間へとしみ出ることによって、身体がむくむのです。

個々の副作用とそれを和らげる栄養素

抗がん剤によって起こる個々の副作用を見た場合、栄養障害を引き起こす元凶となるのが「味覚障害」です。味覚障害があると、本当に食べ物に味がしなくなります。そのため食欲がなくなって栄養障害に陥り、どんどん体調が悪化してしまうのです。それを改善するには、亜鉛や銅をはじめとするミネラルやビタミン全般、タンパク質などを補う必要があります。味覚障害の原因としてよく知られているのは亜鉛ですが、味覚障害の原因は亜鉛の不足だけではないのです。

吐き気や嘔吐も、よくある抗がん剤の副作用です。吐き気がしたり嘔吐したりすると、やはり食欲がなくなって食べられなくなります。今は、吐き気を抑える薬にいいものが出てきましたが、それを投与しても食べられない場合は、サルコペニア（骨格筋が細くなり、筋力が

図1-6　がん治療による副作用と栄養

	症状	有効な栄養素
抗がん剤治療	味覚障害	亜鉛、ミネラル、ビタミン、タンパク質
	頭髪の抜け	アルギニン、クエン酸
放射線治療	腸炎	グルタミン、ファイバー、オリゴ糖(GFO)
	肺線維症	ω3系脂肪酸、コエンザイムQ10、BCAA
	貧血	鉄、亜鉛、銅
	脳の炎症	BCAA、ビタミンA、C、E、亜鉛

低下した状態。91ページで詳述）をきたす前に点滴などで強制的に栄養を投与することも必要です。

抗がん剤の副作用として、頭髪が抜けることもありますす。頭髪と栄養摂取には一見なんの関係もないようですが、見た目が変わるとそれにショックを受けて、ただでさえ低下している食欲がさらに低下してしまうことがあります。人の身体と心は別物ではないのです。

このような状態を改善するには、アルギニンやクエン酸が有効です。アルギニンやクエン酸には筋肉に溜まった乳酸を減らす作用があるため、頭皮の下の筋肉に溜まった乳酸が減少します。乳酸が減ると、筋肉が柔らかくなって血流がよくなり、頭髪が生えてきたり太くなったりすることがあるのです。

ところで、がんにはさまざまな種類があります。「大腸がんの肺転移」とか、「乳がんの骨転移」などということがわかるのは、大腸がんと肺がん、乳がんと骨がんは別物で、顕微鏡で見た細胞の形が違うからです。がんがみんな同じであれば、肺にあるがんが、肺がんなのか大腸がんの転移なのかは、わかりません。また、がんには腫瘍を作る固形がんだけでなく、白血病のような血液のがんもあります。

血液のがんの場合は、抗がん剤を大量投与すると、がんが消えることがあります。身体全体にがん細胞が一個一個ばらばらに広がっているからでしょう。けれども、腫瘍を作る固形がんの場合は、大きなものでは抗がん剤で完全にがんを消すことはできません。血液のがんと異なり、固形がんは塊があるわけで、その塊が消えるほどの抗がん剤を投与すれば、患者の身がもたないのです。

では、がんにはいくつかの種類があり、がんの種類によって抗がん剤の効き方が異なるように、がんの種類によって必要な栄養や栄養の効き方も違うのでしょうか？　残念ながら、その点については、まだわかっていません。ただし、研究は進んでいます。

放射線治療の障害を和らげる栄養とは

放射線治療は、ピンポイントで放射線を照射する技術が発達したことで、近頃は広範囲にダメージが出ることは少なくなりました。ただ、放射線が当たったところには、どうしても障害が出ます。

たとえば、骨髄に放射線が当たると、血液を作る働きが障害されて、貧血になります。輸血をしなければならないケースが多いのですが、輸血だけでなく、経口的に鉄剤を投与するなどの栄養管理も重要です。また、食欲も低下しますから、食べて摂れない分の栄養をきちんと補給しなければなりません。

放射線が消化管に当たった場合は、癒着や炎症を起こします。腸炎を起こした場合は、GFOのようなグルタミンやファイバー、オリゴ糖が入った栄養剤を経口あるいは経腸的に投与して、腸を動かして絨毛上皮の状態をよくすることが大事です。

食道がんなどの治療では、放射線が肺に当たることがあります。すると、肺が線維化して肺線維症を起こします。また、肺が膨らみにくくなって、炭酸ガスの排出が困難となります。肺線維症への対処法はCOPDの場合と同様で、抗炎症作用や抗動脈硬化・抗血栓作用のあるω3系脂肪酸を多めに投与します。また脂肪は、代謝されてエネルギーを生成する際に糖質に比べて産生する炭酸ガスが少なく、呼吸が楽になります。さらに、タンパク質の合成を促進して、酷使される呼吸筋の崩壊を防ぐために、BCAAやコエンザイムQ10も投与します。

また、この状態に貧血が合併すると、組織への酸素の供給が減少して褥瘡ができやすくなりますし、褥瘡ができると気力も低下します。したがって、鉄や亜鉛、銅など、貧血の原因となる微量元素もチェックして、細やかに投与しなければいけません。

脳腫瘍の場合は、ガンマナイフと呼ばれる装置を使ってピンポイントに照射するのであればいいのですが、全脳照射の場合は非常に大きな副作用が出ます。食欲不振や吐き気はもちろんのこと、意識障害が起こったり、人格が変わったりすることもあります。全脳照射を受けると脳が炎症を起こしますが、これを抑えるにはビタミンA、C、Eや亜鉛などが有効です。

状態に合わせてこのような栄養を投与することで、放射線のダメージからの回復が早くなります。

若い人の栄養と高齢者の栄養は違う

がん治療に必要な栄養は、その人の年齢によっても異なります。

50代、60代ぐらいのまだ若い人は、がんになるとどうしても治療が最優先になります。手術でがんを取りきれなかった場合や転移した場合には、抗がん剤治療や放射線治療を続けることになるわけです。

そのため、主治医が「治療中は栄養が摂れなくても当たり前」と考えていると、ものすごく衰弱してしまいます。やせて、免疫力を失って、風邪をひいただけでもボロボロになってしまいます。私たちの診療科を受診された際に、「この状態は、がんのせいではないな」という人がけっこうたくさんいます。

そのような人が来たら、私たちはまずは栄養を投与します。点滴で栄養を入れて、すぐに口腔ケアをして、食べるための準備をする。たいていの人は味覚障害がありますから、亜鉛や鉄をはじめとするミネラル、ビタミンもきちんと投与して、食欲がわくようにもします。もちろんタンパク質やエネルギーも重要です。そうやって栄養管理をしていくと、やがて口から食べられるようになって、回復して社会復帰していく人がかなりいます。

ただ、若い人は余力があるので生き延びられますが、高齢者で同じことが起こると間に合いません。だから私は、医師には「栄養を入れるとがんが大きくなる」などとまちがったことを言うのはやめて、正しく勉強をして、がん以外の正常な組織を守るような栄養管理をきちっとしてもらいたいと思っています。がん以外のところを守るような栄養管理をしてもらえたら、若い人も高齢者も、もっと幸せに人生を生き切ることができます。

高齢者の場合は、一般に進行は概ねゆっくりです。そのままにしておいても、がんとともに寿命を全うできるケースが少なくありません。がんの種類によって異なりますが、たとえ80〜90歳になってがんが見つかったとしても、特に自覚症状もなく、普通にご飯が食べられていたら、慌てて侵襲の大きな手術や抗がん剤治療などをすることはひかえめにしたほうがよいことがあります。できるかぎり侵襲は抑えて、タンパク質が不足しないように気をつけながら、普通に栄養を摂れれば、余計なことはしないほうがいいことも多いのです。

(4)　着地点を見極めて〝逆算のがん治療〟を

治療できるけれど、しない勇気を持つ

私は、がん治療においては、治療の着地点を見極めて〝逆算のがん治療〟をすることが大事だと思っています。治療法がある限り何が何でも治療をすることがいいとは限らない。がんの進行度によっても着地点は異なりますし、年齢によっても着地点は異なります。最終的に決断するのは治療を受ける人、患者本人ですが、その人にとって本当に重要なことは何かを、私たち医療人もともに考えなければなりません。そして、治療できないからしないのではなく、できるけれどもしない勇気も、時には必要です。

私がそう考えるようになったのは、あるできごとがきっかけでした。私が尾鷲総合病院にいたときのことです。

尾鷲総合病院は、私が勤務した2000年の頃よりすでに高齢の患者が非常に多く、私は外科医としてがん治療に当たる際に、できるだけ侵襲を小さくして、早期回復を図らなければならないと考えていました。手術時間を短くして、出血量を少なくして、傷を早く治して、合併症を起こさないようにして、入院期間を減らして、もともとあった機能を損なわないようにしなければならない。そうしないと、いくら手術が成功しても、高齢者は寝たきりになってしまうからです。

それで、絶食期間をできる限り短くし、術前術後にGFOを少量の水に溶かして飲ませ、腸の機能を低下させないようにしたり、手術器具を改良して短時間で手術ができるようにしたりと、さまざまな研究を重ね、技術を磨きました。その一つの成果が、膵頭部《すいとうぶ》がんの51歳の女性の手術でした。

その女性は、皮膚が黄色くなっていることに気づいて近所のクリニックを受診し、膵頭部がんによる閉塞性黄疸と診断されて、尾鷲総合病院に来ました。精密検査をしたところ、やはり膵頭部がんで、ステージⅡ。私が執刀することになりました。

手術は、胃を温存して膵頭と十二指腸を切除、さらにリンパ節を廓清《かくせい》するという大掛かりなものでした。通常ならば５～７時間かかる手術ですが、３時間24分とかなり短い時間で、しかも出血量は２４０㎖と通常の半分以下で、手術を終わらせることができました。

また手術の数時間前まで、水分はもちろん、加えてＧＦＯを飲んでもらい、術後は12時間以内にごく少量のＧＦＯを、やはり口から飲んでもらいました。経静脈栄養を早めに経腸栄養に切り替え、経口摂取も少量ずつ併用しました。その結果、女性は口からしっかり食べられるようになり、２週間で退院。当時は、膵頭部がんの手術をすれば１か月は入院しているのが当たり前でしたから、驚異的な早さです。ちなみに、彼女は10年以上経った今も元気で、再発もしていません。

この例があったので、私はいつ高齢者がきても大丈夫だと自信を持ちました。すると１か月後に、膵臓がんの90歳の男性が入院して来たのです。

今にしてみれば、90歳の人に手術というのはどうかと思いますが、当時の私はまだ40過ぎで若かったので、手術に乗り気でした。有頂天だったといってもいい。東京からやってきた息子さんに「父を手術してください」と言われて、すっかりその気になっていました。

私は手術前には、何度も頭の中ですべての過程をチェックしつつ、シミュレーションを行うようにしています。ところが、シミュレーションを繰り返しているうちに、うまくいくと思えなくなってきたのです。というのも、そのおじいちゃんの皮膚が、私が医学生だった頃、実家で看取った祖母の皮膚にそっくりだったのです。触れたらパリンと割れるような皮膚です。しかも、こういう皮膚の人はおなかの中も同様で、手術をしてもうまくいかないことを、私はそれまでの経験で知っていました。患部を切り取って、その前後にある内臓、たとえば膵臓と腸をつなごうとしても、臓器を被う薄い膜が裂けてしまってうまくつなぐことができず、出血する。そんな現場を、インターン時代から何度も見てきました。

「えいやっ!」と手術して悲惨な結果になった現場をさんざん見たことで、私自身は慎重に手術するようになっていましたが、90歳という年齢を考えれば、ほんのちょっとのミスが取り返しのつかないことになる。たとえ手術がうまくいっても、このような状態では、合併症は避けられません。それなのに、前の手術が非常にうまくいったこともあって、何とかなるような気がしていたのです。

でも、頭の中でシミュレーションすればするほど、うまくいくとは思えない。悩みに悩んだ末、手術の前日の夜、私はおじいちゃんのベッドのそばに行って、正直に言いました。

「おじいちゃん、本当に手術して良いのかなあ？　正直、半分しか成功しないかもしれない」

するとおじいちゃんは、こう答えました。

「半分か。でも、いいわ。先生に殺されるなら本望やから、手術してくれ」

だけど、私はおじいちゃんにつらい思いをさせたくありません。それで、さらに突っ込んで聞いてみたのです。「これから先に何かしたいこと、ないの？」と。おじいちゃんは少し黙ってから、「実は、したいことがある」と言いました。

アメリカに留学しているお孫さんが、向こうからお嫁さんを連れてきて、東京で結婚式を挙げる。その披露宴で、お祝いに謡《うた》と踊りをしようと思って練習している。「先生、そこまで生きられるやろか？」と。「いつまで元気でいたいですか？」と聞くと、「できれば1年ぐらい先まで」という話です。

「1年か」と、私は心の中でつぶやきました。手術でミスしたら、1年どころか1か月か2か月で死んでしまうかもしれない。

「おじいちゃん、失敗したら死ぬかもしれない。それでも手術を受けますか?」と聞くと、「まあ、そうなってもかまいません」と言います。でも、そんなのいいわけがありません。で、「本当のところ、何のために手術受けるん?」としつこく聞いたら、「あの忙しい息子がわざわざ東京から来てくれて手術を勧めるんやし、息子のためにワシは手術を受けるんや」と言うではありませんか。

「ちょっと待って。おじいちゃん、息子さんはそんなつもりではないよ。おじいちゃんが元気に見えるし、手術もうまくいきそうだから、僕らの腕を信じてそう言ってるだけ。ちゃんと話したら、わかってくれるはずだと思うよ」

おじいちゃんにそう言って、私は翌日、手術の前にもう一度息子さんと話しました。ありのままを伝えると、息子さんは「それなら、私が親父を手術に追いやったのか」と、ボロボロ泣きました。そして、「がんは取らなくていいから、あと1年、なんとか親父の気持ちに沿えるようにしたってくれんやろか」と言いました。

そこで私は、膵臓は切除せずに、がんが大きくなってもご飯が食べられるように、そして胆汁がきちんと流れるように、バイパスを作る手術を提案しました。「手術である以上、100%の保証はできませんが、確率はぐっと上がります」と。

手術は2時間ちょっとで終わり、出血量も非常に少なくて済みました。そしておじいちゃんは、合併症もなく2週間で無事に退院。1年後には東京に行って、お孫さんの結婚を謡と踊りで祝福することができたそうです。

1年半後、おじいちゃんは病院に戻ってきました。在宅でもよかったのですが、「先生の腕の中で死にたい」と言って。そして、その言葉どおり、私の腕の中で亡くなりました。

当時、朝の回診とは別に、気になる人だけもう一度、夕方も回診することにしていました。おじいちゃんは、うつらうつらと寝ていることが多かったのですが、その日の夕方に行くと起きていて、「先生、ワシはえらい（苦しい）。ちょっと起こしてくれんか」と言うので、私は両腕で抱きかかえました。もう死が近いことはわかっていましたから、私は「よう頑張ったよなあ。おじいちゃんは幸せやった?」と聞きました。おじいちゃんは笑って、「めっちゃ幸せやった、ありがとう」と答えました。それから、10分ぐらい抱いていたでしょうか。笑顔のまま、おじいちゃんは亡くなりました。

エンドポイントを幸せにする

私はこのおじいちゃんに、いったい何を目的に医療をするのかを教えてもらいました。その日から、患者をただ生かすだけのためにする手術をやめました。

それまで私は、外科医として、恩師の教えに従い一度も引いた手術をしたことがありませんでした。要するに、がんは絶対に取ってきた。どうしても取れないときに、悔しく思いながら引いてきたことはありますが、ギリギリまでねらってできるだけ取りきる手術をしてきた。進行した膵がんの手術中に、おなかを開けたままの状態で放射線科に運んで、術中照射をやったこともあります。腹膜播種《ふくまくはしゅ》といって、腹膜にまるで種をまいたように転移した人のがんを全部取り、抗がん剤でおなかを洗ったこともあります。よかれと思うことをすべてやった。もちろん患者も、とことん治療することを望んでいたからです。

私は28歳のとき、父を膵がんで亡くしています。具合が悪くて何度も近くの病院に行っても、担当医に何ともないと言われて帰ってくるのを見て、私は当時自分がアルバイトしていた病院に連れていき、みずから精査をしました。そして膵がんと診断しました。さらに、もしやと思いそっと父のおなかに超音波を当ててみたところ、たくさんの肝転移が描出されました。手術は無理で、抗がん剤の投与を行いましたが、わずか3か月で父は亡くなってしまいました。

どうして、最初から直接自分の手でしっかり検査をしなかったのか。なんで、症状があるのに、ほかの医師から異常がないと言われて安心なんかしたのか。悔やみました。そして、膵がんをとことん恨んだ。膵がんを恨み、徹底的に勉強して、いろいろなことをやりました。手術も勉強し、抗がん剤治療も勉強し、栄養管理も勉強しました。

その努力の甲斐があって、寝たきりのまま病院で亡くなる人は減りました。でも、一生懸命治療して、いったん元気になっても、何か月かすると再発する人がいる。侵襲の大きい治療を受けて、患者本人もすごくしんどい思いをしたのに、結局寿命が延びない人がいる。「あんなに一生懸命やったのに、なんだったんだろう。本当にこれで良いのか？」という疑問が、攻める治療をしながらも、いつも私の心の中に巣をつくっていました。

そんなときに出会ったのが、このおじいちゃんでした。このおじいちゃんの手術をすることになって、生まれて初めて私は引きました。そしてこのときから、「どうすれば患者を幸せにできるか」という一点に絞って、物事を考えるようになったのです。がん治療のエンドポイントを幸せにするために、今何ができるか。それを逆算して医療をする。その人はどういう人生を生き、何が幸せなのか。そのために、いったい何ができるのか。そう考えるようになったのです。

もちろん今も、治療をするべきときにはします。でも、それがちょっとでも害になって、本人が幸せになれなかったり、家族が幸せになれなかったりするなら、やらないほうがいい。患者や家族を苦しめるだけなら、意味がない。治療できないからしないのではなく、できるけれどもしないほうが良いときがあるのです。

ただしそれは、何もしなくてもいいということではありません。医師だけでなく、看護師や薬剤師、管理栄養士、運動療法士などの医療人がチームを組んで、どのような栄養を摂ればいいか、リハビリはどうするべきかなど、最適な方法を探り、総力を挙げてサポートすることが大切なのです。

がん患者がなぜ死ぬのか突きとめる

がんと栄養の関係を考える場合、ごく大づかみに言って、闘病中や回復期、そして病状が安定してからも、がんがある人はたっぷり栄養を摂る必要があります。が、最終段階では栄養を摂りすぎないことが大事です。ただ、最終段階も含めたがん終末期の栄養をどうすればいいかが見えてきたのは、ごく最近のことです。

わが国では1990年代末頃までは、栄養管理が医療だと思われていなかったということもありますが、特にがん終末期の人に対する栄養管理は、まったく考えられていないと言っても過言ではありませんでした。1998年、鈴鹿中央総合病院にNST（Nutrition Support Team：栄養サポートチーム）を、日本で初めて診療科を横断した全科型で立ち上げた際に、終末期がん患者の栄養管理の必要性についても全職員に説明しました。しかし、ある医師から「終末期の栄養なんて、どうでもいいでしょ」と言われました。「どうせ亡くなってしまうのだから」と。それを聞いたとき、私はカチンときて、「それなら、あなたが死んでいくとき、そうしてあげますよ」と言い返してしまいました。今だったら、もう少し穏便な言い方をしたと思いますが、私も若かったのです。

私は、不適切な栄養管理によって患者が苦しんでいるかもしれないし、それが元で、本当はもっと生きられるのに亡くなってしまっているかもしれない、と思っていたのです。つまり、本来ならば患者を苦痛から解放し、命を延ばすべき医療が、栄養を軽視することで逆に患者を苦しめ、命を縮めているかもしれない、と。

また、当時もう一つ私の頭の中にあったのは、「がんの人が、何で死ぬのかわからない」ということでした。がん患者は、終末期には「悪液質」と呼ばれる状態になって亡くなることは知られていましたが、代謝がどうなって悪液質になるのか、悪液質になると代謝はどうなるのかといったことが、よくわかっていなかったのです。

だから、終末期に至るまでの代謝動態をきちんと知りたい。どのようにサポートすれば患者がもっと元気でいられるのか、あるいは命を延ばせるのかを知りたい、と思っていました。そこで研究と並行して、まずはNSTを全科型で立ち上げ、終末期の患者に対しても栄養学的なサポートを行うようにしました。

NSTについては終章であらためて述べることにして、結論からいいますと、NSTは大きな成果を上げました。適切な栄養管理が全科に行きわたったことで、褥瘡や感染症が減り、口から食べられる人が増え、平均在院日数が短くなりました。がんの人もそれ以外の病気の人も、栄養状態をよくするだけで、悩みの種の褥瘡や肺炎などの感染症が激減し、治療の効果が上がりました。その結果、歩いて入院した人が、ちゃんと歩いて退院できるようになったのです。

残念ながら亡くなる人もおられましたが、苦しんで亡くなるケースはほとんどなくなり、笑顔のままスッと息を引き取ることが多くなりました。退院して元気に暮らし、最後の最後に1週間ぐらい私のところに戻って来て、穏やかに亡くなるのです。

その後、２００３年に私は愛知県の藤田保健衛生大学に赴任し、緩和医療学の講座を立ち上げて、がん終末期の人たちと向き合うことになります。赴任したその年に、余命１か月程度と思われる患者１０８名を調査したことは、序章で述べたとおりです。

このときの調査では、私たちの診療科に余命１か月ほどとして入院してくる人のうち、がんの進行により高度の直接的な栄養障害に陥っている人はわずか17・6％で、残りの82・4％はがん自体の進行程度とはあまり関係していませんでした。むしろ、不適切な栄養管理による栄養障害が免疫能を減衰させて発症した、感染症が原因でした。つまり、適切な栄養管理をしたところ、82・4％の人は免疫機能が回復して感染症が治るなど、状態がよくなったのです。この数字は、半数以上の人ががんそのものではなく感染症で亡くなっているという、がん患者の死因を調査したデータとも合致していました。

一方、「栄養管理のギアチェンジ」という概念が欧米から入ってきて、「がんの最終段階では、投与する栄養や水分を減らすべきだ」と言われるようになりました。そのほうが患者が楽だ、と。しかし、なぜそうなのか明確に根拠を示した論文がなかったために、医師の中には「むしろ積極的に栄養や水分を補給するべきだ」と言う人もいて、対応はバラバラでした。

そこで私は、終末期の栄養をどうするか自分たちで見極めようと、終末期のがん患者のエネルギー消費量を測定することにしたのです。「間接熱量計」という装置を用いて患者の呼気と吸気を分析し、使われた酸素の量と作られた二酸化炭素の量からエネルギー消費量を出す、という方法です。

はじめのうちは、エネルギー消費量は人によってバラバラでした。亡くなる前に減じる人もいるけれど、高いまま一定の人や、上がり下がりする人もいる。ところがNSTによる栄養管理を始めて3年目になると、急にデータが安定してきました。ほとんどの人が、亡くなる3週間ほど前からエネルギー消費量が減少してくるのです。

実は、終末期のエネルギー消費量がバラバラだったのは、栄養障害によって免疫機能が低下し、感染症にかかって亡くなる人が多かったからでした。重症度にもよりますが、感染症にかかるとエネルギー消費量は20~50%も増加します。その一方では、感染症にかからずに亡くなる人もいます。そのため感染症のあるなし、あるいは重症度によって、消費エネルギーがまったく異なり、データがバラバラだったのです。

それが、適正な栄養管理が浸透して感染症にかかる人が激減したことで、亡くなる3週間ほど前になるとエネルギー消費量が減少するという、がん本来の姿が明らかになりました。

感染症があると「ギアチェンジ」が見えない

私たちの身体は、栄養が足りなくて「飢餓」状態に陥ると、セーブモードに切り替わります。エネルギー消費を抑えて、体力を温存しようとするのです。

ところががんがあると、がんがエネルギーを大量に消費しますし、がんと闘うエネルギーも必要です。そのため、栄養が足りない飢餓状態であっても、エネルギー消費量はセーブモードレベルにはならず、健常者の普通のレベルと同じぐらいのエネルギーを消費してしまいます。栄養を補給しなければ、あっという間に飢餓状態がひどくなり、栄養障害が進んでしまうのです。

この状態に感染症が加わると、消費エネルギーはさらに増加し、栄養障害はもっとひどくなります。私たちの診療科に入院してくる人たちは、この状態だったわけです。

栄養を補給して飢餓状態が解消されると、再び元気になります。一方で、がんがある人のエネルギー消費量は健常者よりも多くなります。がんが消費するエネルギーの増大が顕著になるからです。飢餓状態が継続したり、適切かつ充分なエネルギー投与が行われずにいますと、高度の栄養障害に陥り、免疫力が低下して、感染症を併発しやすくなります。感染症を

図1-7　エネルギー消費量とがんの進展

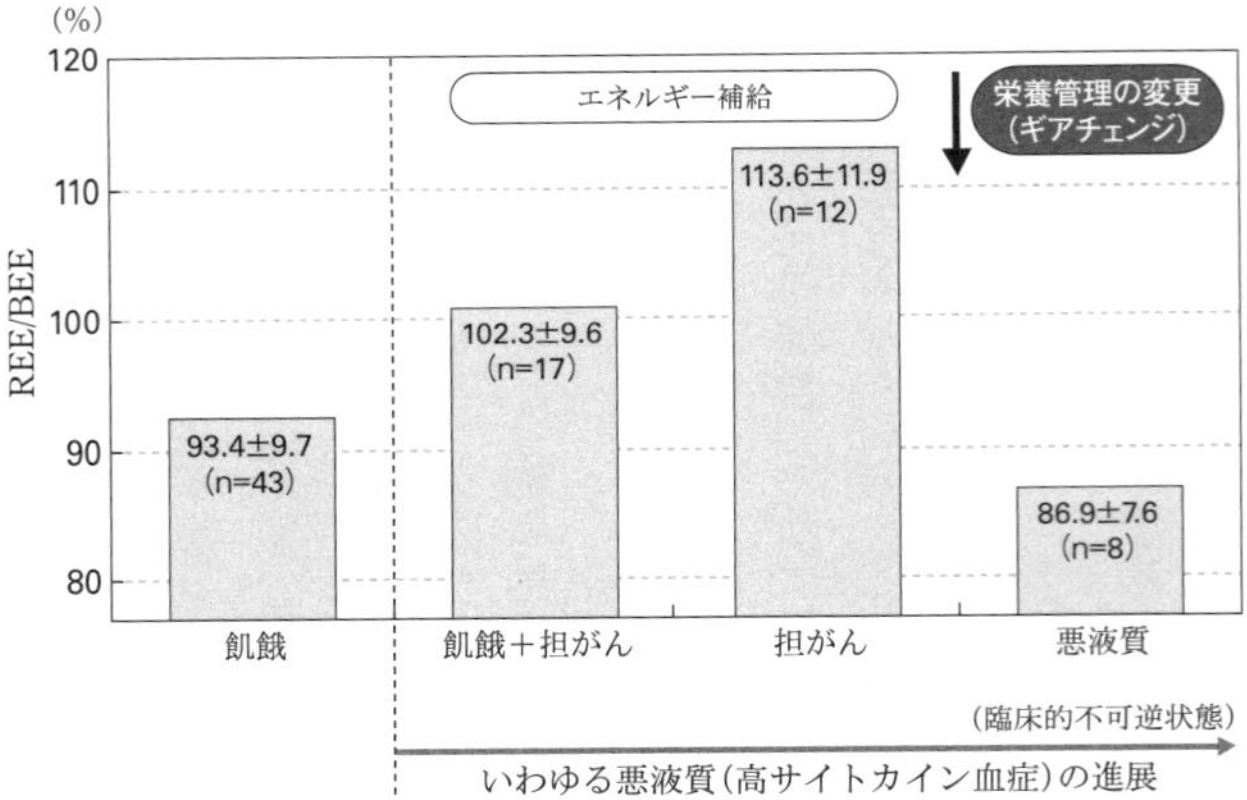

REE: resting energy expenditure（安静時エネルギー消費量／間接熱量計による）
BEE: basal energy expenditure（基礎エネルギー消費量／ハリス・ベネディクトの式より）

出所：東口髙志他：全身状態に対する緩和ケア．外科医療96（5）：2007，934-41

きたすと、さらにエネルギー消費が激しくなり、もっと栄養障害が増長され、ついには死に至ってしまいます。ところが、感染症がなければ不必要なエネルギーの喪失がなく、ぎりぎりまで栄養状態が保たれますが、ある時点になるとエネルギー消費量が徐々に落ちてきます。

がんの最終段階では、細胞が栄養や水分を受け入れられなくなるためです。この状態になると、栄養や水分を投与しても細胞で使うことができず、そのまま腹水や胸水、全身のむくみとなってしまいます。栄養を入れると過剰な負荷をかけることとなり、患者はかえって苦しくなります。

エネルギー消費量が減少し始めるそのときが、栄養管理のギアチェンジ、すなわちエネルギーや水分の投与を一般の3～2分の1に減ずる時期であり、これ以降が本来の「悪液質」、不可逆的状態である、がんにおける最終段階です。

もちろん個人差がありますから、いつギアチェンジをするかは、慎重に見極める必要があります。私たちは、主治医を含めて専門スタッフ3人以上が「栄養補給しても状態が改善しない」と判断した場合、あるいは治療しても胸水や腹水、全身の浮腫《ふしゅ》が改善しない場合に、ギアチェンジをすることにしています。

身体が受け付けなくなったとき、過剰な栄養や水分を入れず、生命維持に必要なごく少量の栄養と水分だけを入れることによって、患者は身体が楽になります。驚くことに、ギアチェンジしたことで楽になり、もう一度口からご飯を食べられるようになったり、自宅に帰れたりする人もいます。そして、ほとんどの人がむくみやだるさに苦しむことなく、安らかに最期を迎えることができます。

回復可能な「飢餓」と、回復不可能な「悪液質」

要するに、がんの終末期に起こる栄養障害には、栄養を補給すれば回復する「飢餓」と、栄養を補給しても回復しない「悪液質」があるわけです。以前は、「飢餓状態」と「飢餓で感染症にかかった状態」、「悪液質」と「悪液質で感染症にかかった状態」のすべてをひっくるめて悪液質と捉え、回復不可能と考えられていたのですが、そうではなかったのです。

私たちは悪液質を、「栄養補給しても状態が改善しない栄養障害、あるいは利尿剤や穿刺《せんし》ドレナージ（細い管を差し込んで体液を抜くこと）などの治療をしても胸水や腹水、全身浮腫が改善しない状態」と、臨床的に定義しています。

ただし欧米では、近年、がん悪液質を「前悪液質（pre-cachexia：プレカヘキシア）」「悪液質（cachexia：カヘキシア）」「不可逆的悪液質（refractory cachexia：リフレクトリー・カヘキシア）」の3段階に分ける捉え方が提唱されていて、私たちのいう悪液質は、最終段階の「不可逆的悪液質」に相当します。

「前悪液質」は、栄養を投与すればタンパク質の合成もできるし、体重も戻る状態です。ただ、身体の中にはずっと炎症があって、ジワジワとタンパク質が消費されているため、栄養を投与しないと悪い方向に向かってしまいます。

炎症というと、たとえば肺炎のように、細菌に感染して熱が出たり、腫れたり、赤くなったり、痛くなったりする状態、というイメージだと思います。けれども、炎症は細菌やウイルスに感染したときだけでなく、ケガやヤケドをしたときにも起こりますし、がんや心筋梗塞などによって組織が障害されたときにも起こります。

炎症とは、細胞が何らかの障害を受けたときに、代謝を制御するための液性因子であるサイトカインやホルモンが放出されることによって起こる反応であり、細菌などの異物や傷ついた細胞を排除するための作用なのです。したがって、体内に慢性の〝炎症〟があると、タンパク質がサイトカインの原料として使われたり、細胞を修復するために使われたりして、ジワジワと消費されていくのです。

「悪液質」は、適切に栄養を投与すれば、まだ回復できる状態です。しかし、前悪液質に比べればがんが進行した状態であり、徐々に食事が摂れなくなっていきます。体重も減少して、とてもだるくなります。肝臓や腎臓の機能が低下して、老廃物をうまく処理できなくなり、筋肉に乳酸が溜まるためです。

また、肝機能や腎機能が低下すると、アミンというアンモニアに似た物質ができます。これが脳に入って神経細胞に作用することで、食欲不振や吐き気が起こったり、意識障害が起こったりします。脳には「血液脳関門（Blood Brain Barrier：ＢＢＢ）」というバリアがあるため、大多数の物質は脳に入れませんが、アミンはこの関門をくぐり抜けて入ってしまうのです。

「不可逆的悪液質」は、細胞レベルでエネルギーが作れなくなった状態です。そのため、栄養を投与するとかえって身体の負担になってしまいます。

各段階の診断基準についてはまだ異論が多く、国際的な同意は得られていませんが、栄養管理を早期に開始することが重要だという点については、専門家の意見は一致しています。

また、がん以外の病気によっても悪液質状態は生じるとされていて、２００６年にワシントンで開かれたコンセンサス会議では、悪液質は「基礎疾患に関連して生ずる複合的代謝異常の症候群。脂肪量の減少の有無にかかわらず、筋肉量の減少を特徴とする。臨床症状として成人では体重減少、小児では成長障害がみられる」と定義されました。

要するに、代謝異常の状態であれば、それががんによるものでなくても、悪液質と呼ぶわけです。そのため、悪液質の元となる病気には、がんのほかにも慢性心不全、ＣＯＰＤ、慢性腎臓病、全身の感染症である敗血症などがあげられます。また、筋肉量、すなわちタンパク質が減っていれば、脂肪が減らなくても悪液質とみなされます。というのは、太っているけれど筋肉量の減少した人がいることや、体液が溜まって身体がむくみ、体重が増加するケースなどがあるためです。

いずれにしても悪液質では、目指すところは栄養状態の改善ではなく、ＱＯＬ（生活の質）の維持・向上です。この点が、栄養状態の改善を目指すそれ以前の段階、飢餓状態との大きな違いです。悪液質に至った人に対しては、過剰な栄養や水分を投与してＱＯＬを悪化させることがないように、いっそう慎重な栄養管理が求められるのです。

がんで起こるサルコペニアを防ぐ

悪液質に至った際にはＱＯＬの向上が第一ですが、その前の段階では栄養障害に陥らないようにすること、特に飢餓状態から「サルコペニア」にならないようにすることが重要です。

サルコペニアとは骨格筋、すなわち身体を動かすための筋肉の量が減り、それに伴って筋力または身体機能が低下した状態をさします。なぜ、サルコペニアに気をつける必要があるかというと、サルコペニアは人の身体から運動能力を奪うことによって、いきいきと生きる力をも奪ってしまうからです。

サルコペニアは加齢、すなわち年を取ることによって起こるほか、栄養障害、運動量の不足、病気などによっても起こります。がんの場合は、体内に慢性炎症がある状態ですから、じわじわとタンパク質が消費されていきます。そのため、がん患者では栄養が不足して飢餓状態になると、あっという間にサルコペニアになってしまうのです。

飢餓状態になると通常、私たちの身体はセーブモードになり、エネルギー消費量が減ります。代謝率を下げ、身体に蓄えた糖や脂肪の消費を極力抑えて長持ちさせ、タンパク質が使われるのを防ぐのです。ところが、がんがあると、飢餓状態になってもエネルギー消費量が減りません。そのため、すぐに糖や脂肪が使い果たされてしまい、タンパク質がエネルギー源として使われるのです。

しかもタンパク質は、糖や脂肪と違って余剰分を備蓄しておくことができません。皮下脂肪を蓄えるように、タンパク質も皮下かどこかに蓄えられればいいのですが、それができないのです。その結果、タンパク質でできている筋肉からタンパク質がどんどん引き出されて、歩けなくなり、立てなくなり、座れなくなり、運動能力が失われてしまうのです。

図1-8は、膵臓がんで切除不能の、67歳男性の腰のCT画像です。見ていただくとわかるとおり、がんが進行するにつれて、骨盤や背骨を支える大腰筋《だいようきん》という筋肉が小さくなっています。前悪液質の段階では24㎠あった大腰筋の面積が、不可逆的悪液質に至ると7・7㎠

図1-8　症例:67歳・男性・切除不能膵がん

悪液質の代謝栄養学
「がん悪液質の進展がCT上の大腰筋面積値に与える影響」

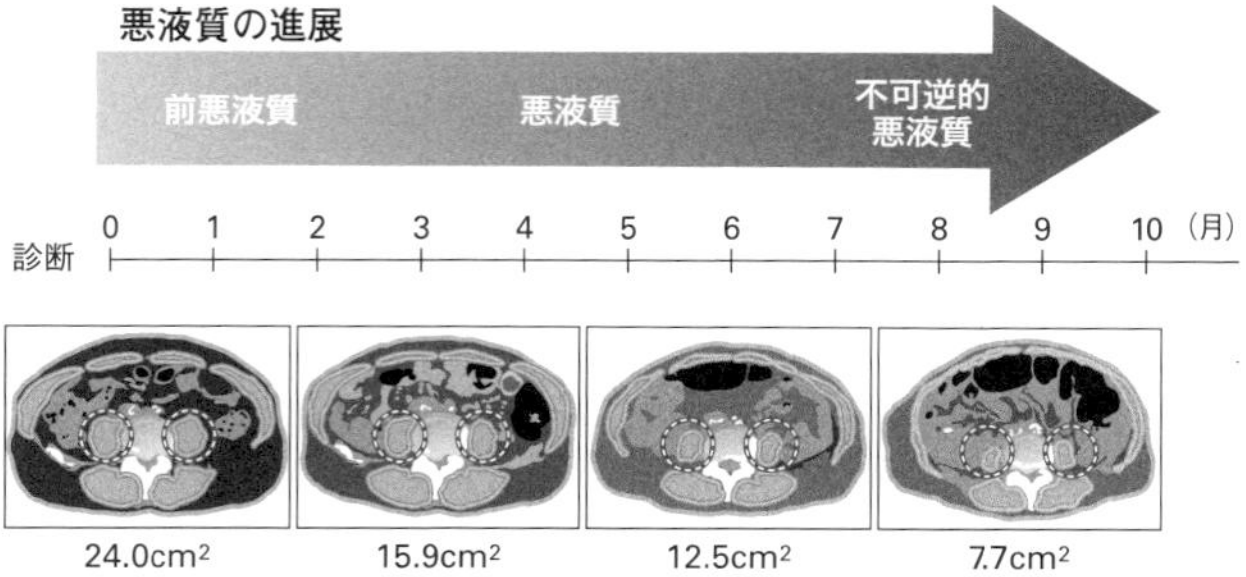

出所：森直治、東口髙志他：静脈経腸栄養(2915)：1211〜1217, 2014

と、ほぼ3分の1にまで減ってしまっているのです。

ここに至ると、自分で自分の身体を支えることができません。座れないし、もちろん歩くこともできないし、腕も脚も細くなって、自分で自分のことができなくなります。自分でご飯も食べられない、下の世話もできない、痰《たん》も出せない。こうなると「もう、どうでもいい」と思ってしまい、生きる意欲を失い、心がポキリと折れるのです。

つまり、私たち医療者がするべきことは、7・7cm^2になるのをいかに遅らせるかです。いかに筋肉量を維持し、サルコペニアにさせないか、それが重要なのです。

がんの場合、本当に最後の2週間程度は、どうしても悪液質によるサルコペニアになります。けれども、早くからタンパク質とエネルギーを投与すれば、そこに至るまでの時間を延ばすことができます。ベッドから降りて立つことができる、トイレに行ける、座ってご飯が食べられる。すると、気力を保つことができる。最後まで、「私は生きている」という気持ちで生活することができるのです。

患者とのコミュニケーションからわかることもある

私が研修医として大学病院に入った頃、がん終末期の人は歩けなくて当たり前と思われていました。でも、私は「それって、おかしい?」と思いました。なぜかというと、そこに病気はないからです。脚や腰に病気はないのに、なぜ歩けないの? それは当然なのでしょうか? と、疑問を感じたのです。

それに気づいたきっかけは、握手でした。当時、医師の中には〝立派〟な人がいて、患者に会ってもろくに挨拶もしない姿をよく見かけました。でも、私は信条として、顔を合わせたらまず握手をして、「おはようございます」あるいは「こんにちは」などと、挨拶を欠かさないようにしていました。

すると、握手することによって、いろいろなことがわかることに気がつきました。握手するだけで、相手の握力や体温、皮膚や脂肪の状態、爪の状態、場合によっては心の状態までもわかるのです。皮膚に張りがあって、強い力でしっかり握り返してくる人は、身体の状態もよく、気力もあるわけです。

この経験から、「じゃあ、脚はどうなんだろう？」と思って、私は診察の際にふくらはぎを触るようになりました。すると、筋肉の状態が実によくわかるのです。自分のふくらはぎと比べてみれば、この人が今どんな状態かが、如実にわかります。サルコペニアかそうでないか、危険な状態かそうでないかが、検査なんてしなくても感じ取れるのです。

自分は歩けるし、走れる。この人は、歩けないし、長く立っていることもできない。でも、脚や腰に病気があるわけではない。それはいったいなぜなのか、と考える。自分の身体と比べてみて、なぜ違うのかを考える。それが私の原点です。

話が逸《そ》れましたが、脚や腰に病気がないのに歩けないのは、歩けないようにさせられてしまった、ということです。病気だから寝ていなさいと言われたとか、栄養を投与されていないために、しんどくて寝ているしかないといったことで、筋肉が衰えて歩けなくなってしまったのかもしれない。もしそうだとしたら、それは医療が招いた病気です。人を治すための医

図1-9　エネルギー産生機序におけるインナーパワーの効果

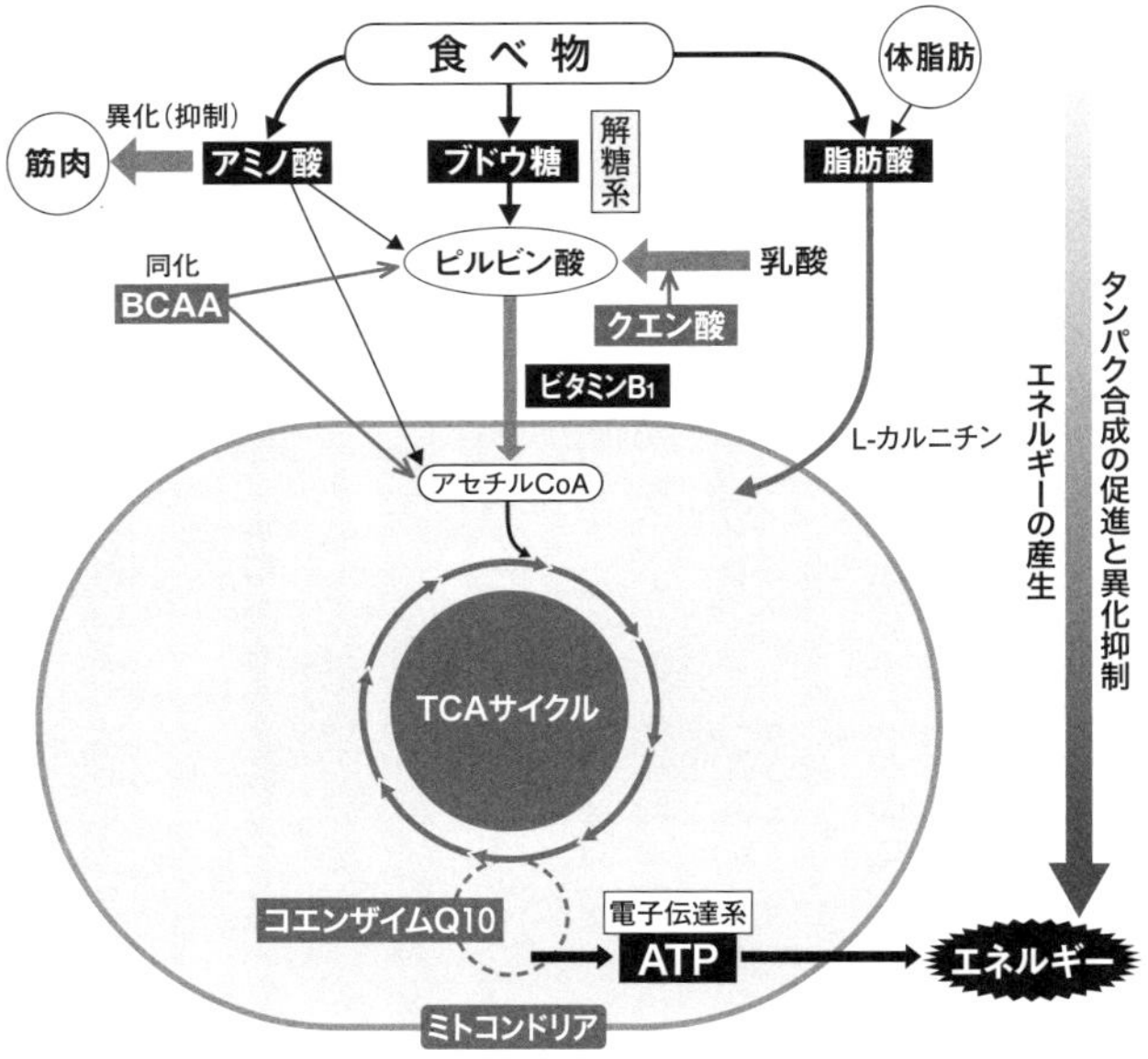

療が、人を病気にしてしまったのでは、本末転倒です。

だから、まず栄養を投与して、サルコペニアにならないようにする。そして次に、歩ける人には歩いてもらって、持っている機能を損なわないようにする。歩けない人には、栄養を投与しながらリハビリをして、元に戻します。

このとき必要な栄養は、まず良質なタンパク質です。したがって、タンパク質の合成を促進し、筋肉崩壊を防ぐ作用が強いBCAAを投与します。さらに、エネルギーの元になる脂肪酸を使われやすくするために、L‐カルニチンやコエンザイムQ10も投与します。また、エネルギーを作る過程にある、TCAサイクルを活性化させるビタミンB_1なども必要です。

実は、このように考えて作ったのがインナーパワーという栄養剤で、がん終末期の人を対象に無作為抽出試験をしたところ、驚くほどの有意差が出ました。プラセボ（偽薬）を飲んだ人と比べて、インナーパワーを飲んだ人は、クエン酸の作用によって血中の乳酸値が低下して、それまでどうしても取れなかった倦怠感《けんたいかん》が取れました。それに加えてタンパク質の代謝がよくなったり、高脂血症が改善したりしました。がん治療で最もコントロールが難しいのが、倦怠感です。ステロイドホルモンなどが以前から用いられてきましたが、世界的な傾向として、ステロイドホルモンを長期的に用いると、免疫障害やサルコペニアを増長するだけでなく、身体への水分貯蓄を引き起こし、全身浮腫をきたしやすいといわれています。また、高度の倦怠感にはオピオイド（医薬用麻薬）の増長がなされ、ほぼ眠った状態で最後の時を迎えねばならないことがほとんどです。この状態は誤嚥性肺炎や褥瘡の発生につながります。インナーパワーの登場は、このような患者を救う大きな光でもあります。

がんがある場合は、がん細胞が嫌気性解糖でしか生きることができません。また、嫌気性解糖は非合理的なエネルギー生成をしますので、細胞が増殖するためにはどんどん代謝が亢進して、著しく血液中の乳酸が溜まってだるくなります（45ページ参照）。ところが、だるさが取れますと、自分自身で動くことができるようになります。すると、食欲が出てエネルギーの摂取量も増え、元気になり、ＡＤＬ（Activities of daily living：日常生活動作）が上がります。さらに、血中のタンパク質が増えることで、薬の薬理効果が安定し、副作用も減ります。痛み止めが長時間きちんと効くようになりますし、吐き気も抑えられるようになって、さらにＡＤＬが高まるという好循環が生まれるのです。

実際に回復していった人は、数えきれないほどいます。たとえば、元植木職人のある男性は、サルコペニアで動けなくなり、うつ状態になっていましたが、インナーパワーとリハビリによって再び歩けるようになりました。そして、病棟の看護師たちといっしょにガーデニングを始め、病院の周囲をきれいな花でいっぱいにして、亡くなる直前までみんなを楽しませてくれました。

サルコペニアを予防していくと、がんがあってもギリギリまで元気でいることができます。そして、あるときフワッと天に召される。まさに、いきいきと生き切って、幸せに逝くことができるのです。

第2章

症状や病気がちがえば栄養管理も異なる

（1）病院で広がる感染症

病院で感染症が撲滅できない本当の理由

みなさんは、メチシリン耐性黄色ブドウ球菌（MRSA）をご存じでしょうか？　院内感染を引き起こす細菌として、時おりテレビや新聞に登場しますから、知っている方も多いと思います。

黄色ブドウ球菌は、もともと人の皮膚や鼻腔内にいる常在菌で、ブドウ球菌の中では毒性が強いほうですが、健常者が黄色ブドウ球菌で感染症を発症することはまれです。免疫が普通に機能していれば、保菌していても発症しないのです。

MRSAは、その黄色ブドウ球菌がメチシリンという抗生物質に耐性を持ったものですが、実際にはメチシリンだけでなく、多種の抗生物質に耐性のある「多剤耐性菌」です。さまざまな抗生物質が頻繁に使われる環境の下で、遺伝子が変異して抗生物質が効かない菌になってしまったのです。

つまり、MRSAに感染すると、抗生物質では治すことができません。そのため、入院患者がいったん感染すると治療が困難で、あっという間に院内に感染が広がります。しかもMRSAは、手術後の傷に感染するだけでなく、骨に感染して骨髄炎や関節炎を起こしたり、感染性心内膜炎や臓器膿瘍《のうよう》なども起こします。膿瘍とは炎症に膿が溜まった状態で、これが臓器にできるのです。

がん終末期など、身体の弱った人はMRSAに容易に感染してしまい、しかも重篤化して亡くなってしまうことがまれではありません。その人が抱える病気そのものではなく、感染症によって亡くなることなど、本来あってはいけないことです。それなのに、いまだに院内感染がしばしば起こり、時には死者まで出してしまうのは、感染症対策が不充分だからです。

病院で感染症対策というと、細菌学的な立場からのアプローチが一般的です。すなわち、手洗いの徹底や、汚染器具の取り扱いに注意するといったことです。もちろん、これらも非常に重要です。細菌は医療者の手を介して患者に感染することが多いからです。しかし、MRSAの元になる黄色ブドウ球菌は、人の皮膚や鼻腔内にごく当たり前にいる常在菌です。いくら気をつけても、それを完全にゼロにすることは不可能でしょう。

では、どうするか？　黄色ブドウ球菌もMRSAも、健常者であれば保菌していても発症することはまれです。とすれば、患者の免疫機能を健常者並みに高めることが、感染症対策のもう一つの切り札になるはずです。そして免疫機能は、栄養状態を改善することで高まります。

免疫が栄養と深くかかわっていることは、昔からよく知られていました。たとえば、天候不順で飢饉《ききん》になったりすると、飢餓状態に陥った人々が感染症にかかり、あっけなく亡くなってしまいます。日本でも以前はしばしばそのようなことが起こりましたし、今でも発展途上国などでは同様のことが起こります。結核は感染症の代表的なものの一つですが、特効薬がなかった時代は、栄養を摂って寝ているのが治療法でした。戦後、日本で結核をはじめとする感染症が減ったのは、衛生状態がよくなるとともに、栄養状態もよくなったからなのです。

免疫と栄養状態の関係は、血液の中のリンパ球の数を見るとよくわかります。栄養状態が悪化すると、タンパク質の合成量が減るうえに、タンパク質がエネルギー源として消費されてしまうため、全身のタンパク質の量が減少します。そうなると、タンパク質でできている免疫細胞も作れなくなってしまい、リンパ球数も減るのです。

総リンパ球数は、1㎣あたり1500以上が正常、1500～1200が軽度栄養障害、

１２００～８００が中等度栄養障害、８００未満が高度栄養障害とされています。私たちの診療科にやってくるがん終末期の人などは、ほとんどが５００以下ですから、この状態で院内にＭＲＳＡがあれば、あっという間に感染して発症し、重篤化してしまいます。

院内感染が撲滅できない本当の理由は、細菌がそこにあるからではなく、栄養障害によって患者の免疫機能が低下しているからだ、と言ってても言いすぎではありません。

集中治療室（ＩＣＵ）からの改革

免疫機能を高めるには、ＧＦＯをできるだけ早く、しかも腸を使って投与することが大事だというのは、第1章で述べたとおりです。ＧＦＯが小腸の粘膜を活性化して、免疫機能の低下を防ぐのです。このことを私は、シンシナティ大学に研究員として勤務していたときに突き止め、帰国後に大学病院でＧＦＯを患者に投与して、実際に効果が上がっていました。ただし、私が病院全体を視野に入れて、栄養管理と同時に院内感染の撲滅に取り組んだのは、１９９６年に鈴鹿中央総合病院に赴任してからでした。

当時の鈴鹿中央総合病院の集中治療室（ＩＣＵ）には、ＭＲＳＡによる肺炎を併発して、人工呼吸器をなかなか外せない患者が大勢いました。栄養管理が不適切だったために、呼吸筋が衰えて自発呼吸がうまくできず、さらに免疫機能も低下して、感染症を発症してしまっていたのです。そこで私は、ＮＳＴを立ち上げ、「ＩＣＵから始まる栄養管理」をキャッチフレーズに、改善に取りかかりました。

なぜ「ＩＣＵから」かというと、栄養障害も院内感染も、圧倒的にＩＣＵから始まるからです。あるいは、脳外科をはじめ一般に、絶食期間が長い診療科からも院内感染は発症しやすいのです。当時は中心静脈栄養による高カロリー輸液のみで管理されることが多く、経腸栄養は行われていませんでした。また充分なエネルギーの投与もなされておらず、栄養が足りないうえに腸も使わないため、患者の免疫機能は最低レベルにまで低下していました。特にＩＣＵは、さまざまな種類の抗生物質を大量に使うために、黄色ブドウ球菌が変異してＭＲＳＡが発生しやすい環境でもありました。

これを改善するには、抗生物質の乱用を避けるとともに、ＩＣＵにいる急性期から腸をきちんと働かせて免疫機能が落ちないようにし、必要な栄養を充分に投与することが重要になります。

ＩＣＵで栄養管理がきちんとなされないと、どんなことが起こるかを、もう少し具体的に見てみましょう。

たとえば、急性膵炎という病気があります。高脂血症やアルコールの多飲、胆管結石などが原因で起こる、膵臓の急性炎症です。軽症の場合は膵臓だけで炎症が治まりますが、重篤化すると大量の炎症性サイトカインが放出されて、全身に急性炎症反応が起こります。要するに、身体の中がヤケドしたような状態になってしまうのです。さらに、膵臓の一部が壊死《えし》してしまうこともあります。

膵臓の細胞が溶けたようになるのですが、この壊死した部分が細菌に感染して、おなかの中が膿でいっぱいになってしまうことが、以前は往々にしてありました。「感染性壊死性膵炎」といいますが、こうなると死亡率が高く、非常に危険な状態です。

ところが、なぜ膵臓が細菌に感染するかが、謎なのです。膵臓は背中側にある臓器で、径2ミリほどの膵管が胆管や十二指腸とつながっているだけで、あとはどの内臓ともつながっていません。消化管のように外界に開かれているわけでもない。それなのに、細菌に感染する。しかもその膿の中の細菌は、大腸の中にある排泄物の細菌と一致します。

腸の中の細菌が粘膜を越えて腸管の血管やリンパ管に入り込み、血液やリンパ液を介して膵臓に感染したと考えるしかないわけです。それを「バクテリアルトランスロケーション」

といいます。

私が鈴鹿に赴任した頃はまだ、膵炎の急性期は絶飲絶食が決まりでした。水を飲んだり物を食べたりすると、膵臓が間接的に刺激されて酵素を分泌してしまい、膵炎が悪化するとされていたからです。それで、ICUにいる間は経腸栄養はまったく行われず、静脈から輸液を入れるだけ。1か月以上、点滴だけで過ごしている患者もいました。

そこで中等度以上の急性膵炎患者に、早期から経腸栄養ルートを通してGFOを投与しました。もちろん、腸を活性化させてバクテリアルトランスロケーションを防ぐためです。その甲斐あって、私が治療した20例ほどの人たちは、バクテリアルトランスロケーションを起こさずに済み、感染症もなくICUから早期に一般病棟に移ることができました。


バクテリアルトランスロケーションは、腸閉塞《ちょうへいそく》でも起こります。腸閉塞の場合、腸が詰まって動かない間に、腸の中で細菌が爆発的に増殖してしまったり、腸の粘膜がものすごく薄くなってしまったりすることがあるのです。そうなると、バクテリアルトランスロケーションが起こりやすくなります。また、腸捻転《ちょうねんてん》が閉塞の原因である場合には、腸のねじれによって血液が流れなくなってしまい、虚血状態になります。すると、腸が腐ってしまったり、ねじれを戻して血流が再開したときに、過激な過酸化反応が起こり、腸の粘膜が一気に障害されて、バクテリアルトランスロケーションが起こることがあります。

かつて腸閉塞の位置を確かめるために、腸管内に造影剤を入れて撮影したら、腎臓と尿管が写っていたことがありました。このような画像は見たことがありません。消化管に造影剤を入れた場合、普通ならば造影剤が血管に入ることはないので、腎臓や尿管が摘出されることはありません。腎臓が写ったということは、造影剤が腸壁から吸収されて血管に入ったということです。バクテリアルトランスロケーションが起こっていて、細菌といっしょに造影剤も吸収されて、血液とともに腎臓まで流れていったわけです。この状態の患者をこれまでに二人経験しましたが、命を救えたのは一人だけでした。

腸閉塞の場合は腸が詰まっていますから、ＧＦＯを入れても、また掻き出さなければなりません。しかし、たとえあとで掻き出すことになっても、ＧＦＯを入れると絨毛上皮は萎縮しません。バクテリアルトランスロケーションが起こる危険性を減らすことができるのです。

すなわち、たとえ消化管の病気であっても、しかもそれが腸閉塞であっても、ＧＦＯを投与することで感染症の発症を減らすことができますし、それによって院内感染を予防することにもなります。

実際に、鈴鹿中央総合病院で人工呼吸器をつけた患者25名を対象に効果を調べたところ、GFOを投与した患者としない患者とでは、感染症の発生率に差が出ました。GFOを投与しなかった患者では、新たな感染症発生率が29・4%だったのに対して、投与した患者では12・5%だったのです。しかも、この臨床試験を行ったとき、ICU全体のMRSA発生頻度も著しく低下しました。

そして次に、入院患者全員の中から①1週間以上の絶食、②高度外傷、③急性膵炎、④敗血症、⑤ヤケド（体表面積の15%以上）、⑥MRSA感染症、⑦偽膜性大腸炎の患者、計69名を対象に、無作為にGFOを投与する人としない人を選んで、効果の有無を調べました。すると、GFO非投与群ではMRSA感染症発生率が21・1%だったのに対して、GFO投与群では6・5%と、3分の1以下だったのです。

この結果を受けて私たちは、前記の①〜⑦の条件のうち一つでも該当する人にGFOを投与する〝GFO療法〟を実施しました。すると、8か月後にはMRSA感染症を発生した人は半分にまで減りました。

GFO療法では、1回につき市販のGFO1袋（グルタミン3g、水溶性ファイバー5g、オリゴ糖2・5g）を35〜40mLの水に溶かして、1日3回経腸的に投与します。口から飲め

図２-１　GFO投与・非投与によるMRSA感染症発症率の比較

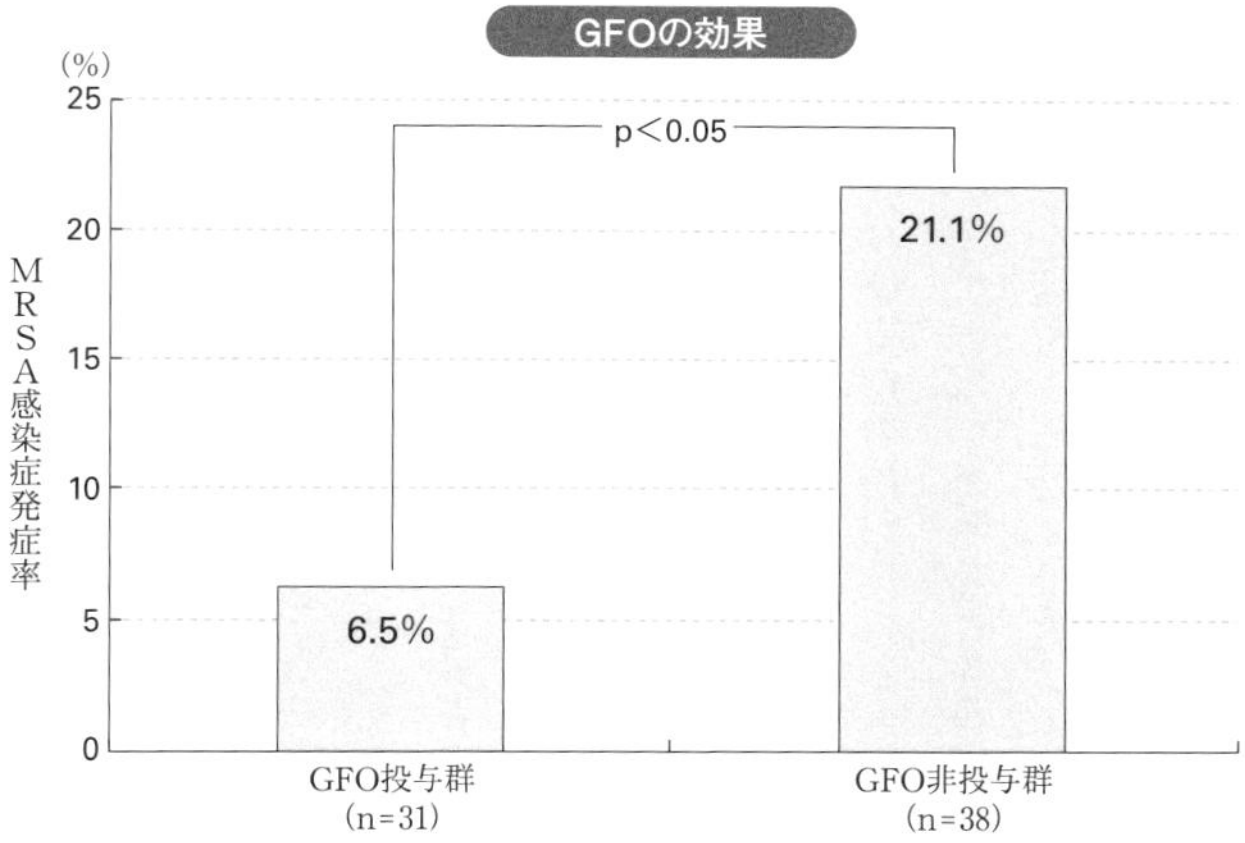

出所：東口髙志『NST実践マニュアル』医薬出版, 2005

る人は口から、そうでない人は経鼻胃管や胃瘻などから入れるのです。この程度の量なら ば、たとえ消化管の手術をしたあとでも差し支えありませんから、腸を使って投与することが可能です。もしも、グルタミンだけで腸の絨毛上皮細胞が萎縮するのを防ごうとしたら、１日に約30ｇ投与しなければなりませんが、この三つの栄養素を組み合わせることで相乗的な効果が得られるため、３分の１程度の量で済むのです。

もちろん、これだけではエネルギーが足りませんから、エネルギーは別に投与する必要があります。経腸的に栄養を入れるのが無理であれば、栄養は静脈を使います。

ＧＦＯ療法は顕著に効果を上げつつあったのですが、私は間もなく尾鷲に転勤したため、ＭＲＳＡ感染症がゼロになるのを見届けることができませんでした。しかし、赴任先の尾鷲総合病院では、ついにＭＲＳＡ感染症の撲滅に成功しました。院内で発生するＭＲＳＡ症例を、ゼロにすることができたのです。

このことは、がん終末期のような弱い患者を守ることにもつながります。院内に感染症が蔓延していると、終末期のがん患者など免疫機能の低下した人は、容易に感染症にかかり、それが元で亡くなってしまいかねません。けれどもそれに応じて感染症にかからなければ、そして栄養管理をきちんとすれば、終末期の患者といえども食べられる期間が長くなって、生きられる期間も延長することがわかりました。

ただ、院内の発生がゼロになっても、転院してくる人がＭＲＳＡを発症している場合があります。つまり感染症の持ち込みがあるのですが、入院患者の栄養状態がよく、免疫機能がきちんと働いていれば、怖れることはありません。新たに入ってきた人に集中的にかかわって、栄養管理を速やかに行えば大丈夫。ほとんど抗生物質を使わずに感染症を治すことが可能ですし、抗生物質が必要な場合でも、長期間の投与をせずに済みます。感染症が院内に広がることはないのです。

（2）　褥瘡は大問題

褥瘡はどうしてできるのか？

褥瘡はいったんできると治りにくく、長期入院の原因になることが多々あります。特に高齢者では、入院中に褥瘡を発症してしまい、なかなか退院できない人が大勢います。褥瘡は医療従事者にとって院内感染と並ぶ悩みの種であり、撲滅できた病院はまだ少ないのが現状です。しかしこれも、栄養管理をしっかりすれば、ほぼ撲滅できるように思います。では、いったいどのように、栄養と褥瘡が関連しているのでしょうか？　それを説明する前に、まず褥瘡が生じる原因を見ておきましょう。

図２‐２を見ていただくとわかるとおり、褥瘡発生の要因は、大きく分けて二つあります。①圧迫の程度と持続期間、②組織の耐久性です。

まず、①「圧迫の程度と持続期間」ですが、なぜ圧迫が褥瘡の原因になるかというと、血流が妨げられるからです。

図2-2　褥瘡が発生するさまざまな要因

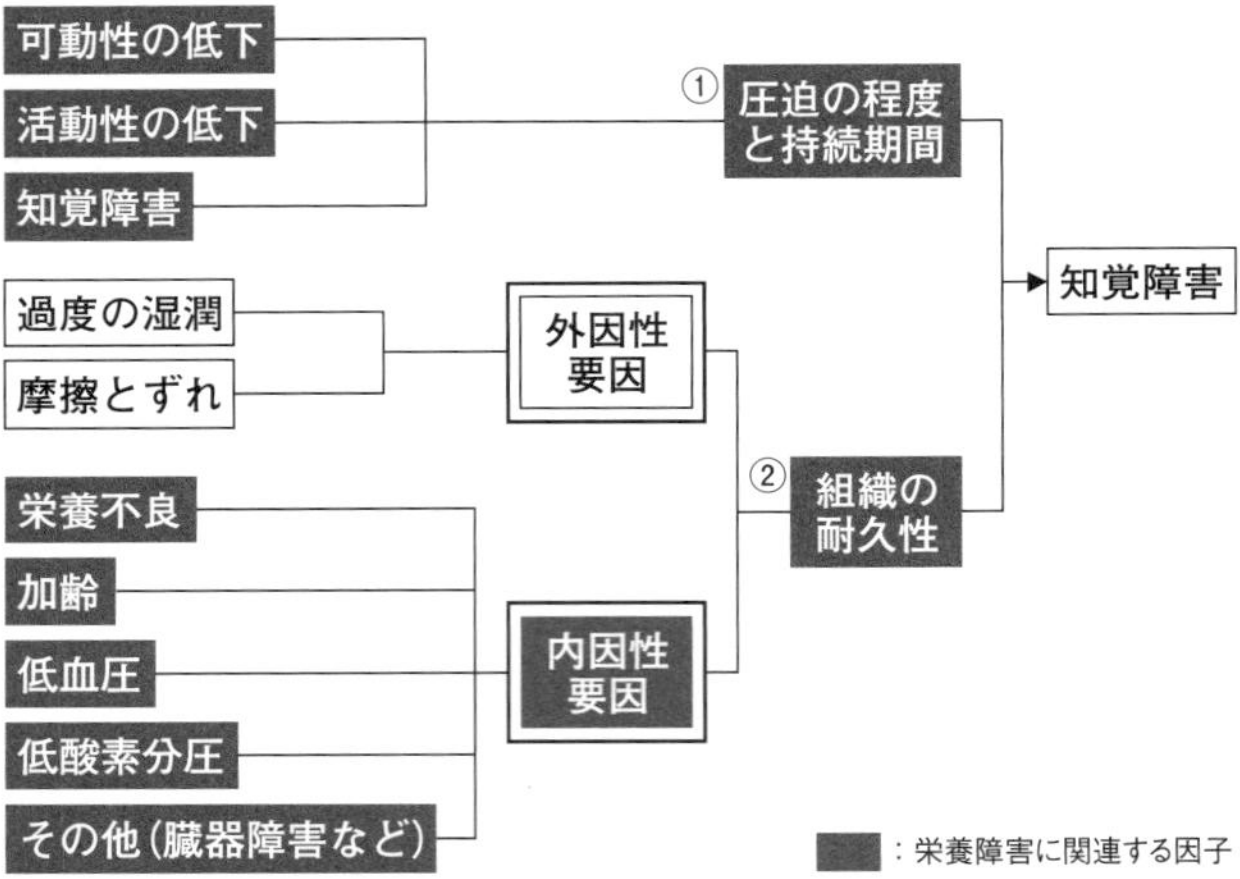

たとえば、あなたの手の甲を、この本の角に押し付けたとします。すると、どうなったでしょうか？　押し付けた部分が白くなったと思います。白くなったのは、圧迫されたことで血流が妨げられたからです。あなたはすぐに押し付けるのをやめましたから、圧迫された部分に血流が戻って、すでに白い跡は消えているはずです。しかし、圧迫が長期間続けば、その部分の細胞に血液がいかなくなり、細胞が壊死して褥瘡ができてしまいます。

そして、長期間にわたって身体が圧迫され続けることの原因には、「可動性の低下」「活動性の低下」「知覚障害」の三つがあります。

可動性すなわち運動能力が低下していたり、どこかに行こうとか何かをしようという活動性が低下していたりすると、人は身体を動かしません。これは自発的な運動や活動だけでなく、介護士などの他者がかかわって運動させたり活動させたりする場合も含みます。さらに知覚や神経の障害によって、じっと同じ姿勢をとっていることが「不快だ」と感じられない場合も、人は身体を動かしません。したがって、この三つが低下すると寝たきりになり、身体が長い間圧迫されて血流が妨げられ、細胞が壊死して褥瘡が生じてしまうのです。

②「組織の耐久性」には、「外因性要因」と「内因性要因」があります。組織の耐久性とは、皮膚などの丈夫さを意味します。外因性要因とは、患者本人の内的なことではなく、外部に原因があることです。

外因性要因は、さらに二つに分かれます。そのうちの一つ「過度の湿潤」とは、皮膚が必要以上に湿ったり、濡れたりした状態をさします。人の皮膚はいつもある程度は湿っていますが、失禁があったりすると、長時間にわたって過度に湿潤な状態になります。そうなると皮膚は物理的に弱くなりますし、バリア機能が低下して免疫機能も弱くなります。しかも、濡れると皮膚は、摩擦力が大きくなります。

一方、寝たきりの人のオムツを替えたり、着替えをさせたりする際には、どんなに気をつけても皮膚と寝衣や寝具との間に摩擦とずれが生じます。ベッドの背もたれを起こしたり、車椅子に座らせたりしたときにも、身体が下にずれて摩擦が起こります。すると、どうしても皮膚がはがれますし、皮下の脂肪や筋肉にも力がかかります。そのため皮下組織にも皮膚と同様にずれが生じて、細胞が損傷したり、血管が引き延ばされて血流が滞ったりするのです。

内因性要因とは、患者自身の状態が原因になっているもので、栄養不良、加齢、低血圧、低酸素分圧、その他（臓器障害など）があります。「低酸素分圧」という言葉が耳慣れないと思いますが、酸素分圧とは、要するに動脈血の中に酸素がどれくらいあるかという指標です。呼吸障害や貧血があったりするとこれが低くなり、身体の隅々にまで酸素が届きにくくなるのです。

栄養状態が悪いと褥瘡ができやすい

図2‐2では、栄養不良は褥瘡の発生要因のほんの一つでしかないように見えますが、実は、ほとんどの発生要因に栄養がかかわっています。

端から見ていきましょう。まず、「圧迫」は栄養と関係ないように思われがちですが、そうではありません。栄養状態がよく、筋肉や脂肪がきちんとついている人は、多少圧迫されても血流が悪くなることはありません。筋肉や脂肪が圧力を跳ね返し、身体の内部を守ってくれるからです。さらに、タンパク質が充分摂れていれば、圧迫によって細胞が多少死んでも、修復することができます。したがって、ベッドに寝ている期間が同じでも、栄養状態のよい人は何ともなく、栄養状態の悪い人は褥瘡ができる、といったことが起こるのです。

「可動性の低下」「活動性の低下」「知覚障害」も栄養と関係します。栄養状態が悪ければ可動性、すなわち動く能力が低下するのは当然ですし、動きが少なくなれば活動性も低下します。また、知覚障害は、エネルギーや微量元素などの不足によって発症することがあります。

外因性要因の「過度の湿潤」と「摩擦とずれ」は、身体の外に原因があって、栄養とは関係ないようですが、実際には栄養と関係しています。確かに、皮膚が湿るのは外側に水分があるからですし、摩擦やずれはベッドや車椅子との接触で生じますから、水分や接触面を何とかすれば褥瘡を生じにくくすることができます。ただ、皮膚が湿って柔らかくなっても、皮脂がきちんと分泌されていれば、水を弾きます。栄養状態がよく皮膚が丈夫ならば、さほど簡単に傷はできません。摩擦とずれも、皮膚や筋肉、脂肪がしっかりしていれば、影響は小さくなります。その意味で、まったく栄養と関係ないとはいえないのです。

また私は、この「ずれ」を予防するために、摩擦係数が異なる2種類の布を重ねた特殊なマットを考案しました。これは出張先のホテルで、2枚に重なったタオルを使ったときに思いつきました。2枚の布を重ねて身体を洗うと、うまく洗えないことに気づいたのです。栄養管理だけですべてが解決できるわけではないのです。

では、内因性要因はどうでしょうか。「加齢」は褥瘡の大きな危険因子とされていて、実際に褥瘡は高齢者によく発生します。けれども、高齢になることそのものが褥瘡の発生要因なのかといえば、そうではないでしょう。高齢になっても栄養状態のいい人、たとえば日野《ひの》原《はら》重明《しげあき》さんのような人は、多少寝込んでも褥瘡はできないはずです。加齢が褥瘡の危険因子とされるのは、高齢者には肉をほとんど食べなかったり、食事の量が少なかったりして、栄養障害に陥っている人が多いからなのです。

「低血圧」はどうでしょうか。血圧が低いと、たとえば身体の出っ張った部分がベッドに押し付けられたとき、自分の体重によって生じる圧力を押しのけて、その部分に血液を通すことができません。血流が悪くなって酸素や栄養素が届かず、細胞が壊死してしまうのです。そして低血圧は、栄養状態と深くかかわっています。

私たちの血液には、アルブミンをはじめ、さまざまな栄養素が含まれています。ところが、栄養が不足して血中の栄養素が減ると、血液は水っぽくなっていきます。いわば血液サラサラ状態になるわけで、こうなると心臓は、強い圧力をかけて血液を押し出す必要がありません。弱い力で押し出すだけで、水っぽい血液はシャー、シャーと流れていきます。心臓にとってはそのほうが楽ですが、血圧が低くなれば、外から血管にかかった圧力を跳ね返す力も弱くなり、その結果、褥瘡が生じやすくなるのです。

次に「低酸素分圧」ですが、これは血液中の酸素が少ない状態です。血中に酸素が少なければ、細胞が充分なエネルギーを作れず、壊死していきます。血中の酸素が少ないのは、呼吸障害などによって酸素がうまく取り込めないからで、これには呼吸筋がかかわっています。そして呼吸筋の強さには、タンパク質をはじめとする栄養素が大きくかかわっています。

「臓器障害」も、褥瘡の原因になります。肺に障害があれば酸素を充分に取り込めなくなりますし、肝臓に障害があればタンパク質の代謝や老廃物の解毒がうまくいかなくなります。酸素が不足すれば細胞が壊死しますし、タンパク質が足りなければ細胞を作ることができません。老廃物を解毒できなければ、ほかの臓器にも、神経や脳にも障害が起こり、運動性や認知機能の低下につながります。膵臓や胆嚢《たんのう》、胃や小腸に障害があれば、消化吸収がうまくいかなくなり、栄養が不足したり免疫機能が低下したりします。臓器障害があると、多かれ少なかれ褥瘡につながる危険性があるわけです。そして臓器障害は、栄養障害によって引き

図２-３　NST稼働による褥瘡発生率の減少

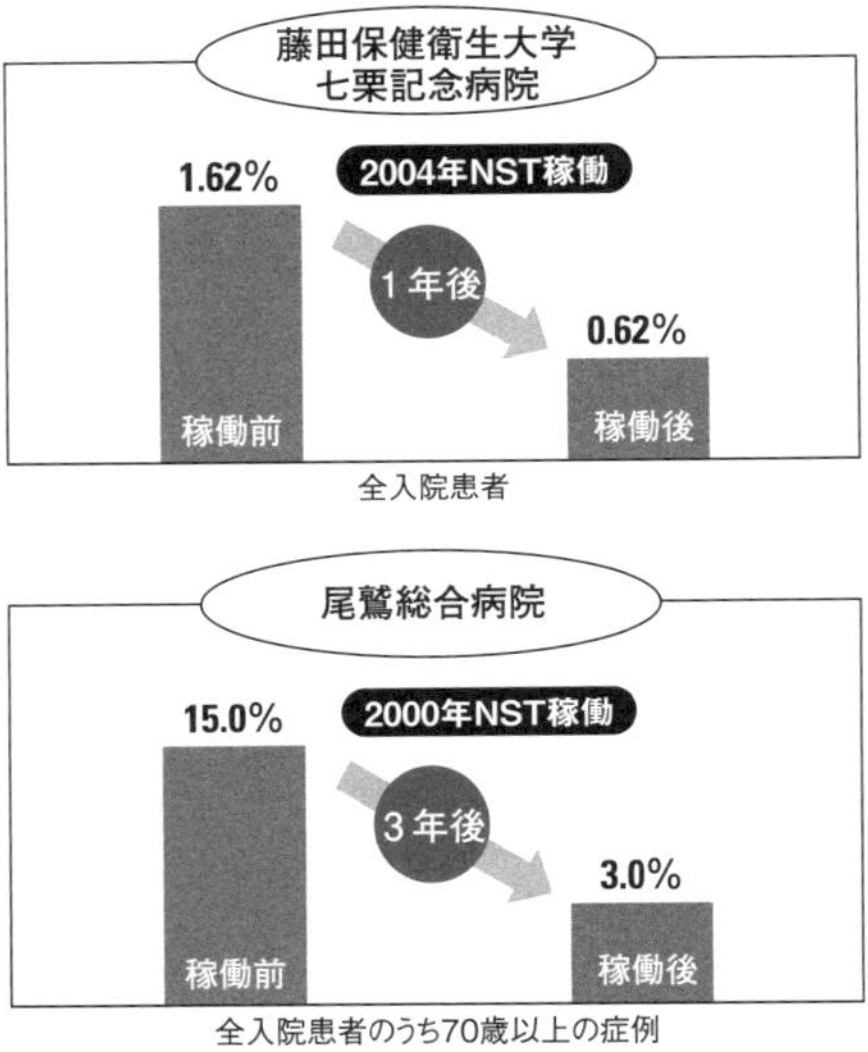

起こされることが多々あります。

要するに、褥瘡の発生要因にはことごとく栄養がかかわっているわけで、栄養状態を改善すれば褥瘡を減らすことができるのです。実際に、私が以前いた尾鷲総合病院では、ＮＳＴを稼働させて栄養管理を行ったところ、褥瘡の発生率が著しく減少しました。70歳以上の入院患者の褥瘡発生率が、ＮＳＴ稼働前は15％だったのに対し、３年後には３％にまで減少したのです。さらに、藤田保健衛生大学七栗《ななくり》記念病院では、全入院患者の褥瘡発生率が１・６２％でしたが、ＮＳＴ稼働１年後には０・６２％にまで下がりました。

どうすれば褥瘡の悪化を防ぎ、早く治せるのか

褥瘡を発生させないためには、栄養管理をしっかりして栄養障害に陥らせないようにすることが重要ですが、では、いったんできてしまった褥瘡を治すには、どうすればよいのでしょうか？

褥瘡の治療には、傷口の洗浄、薬物療法や外科的治療、体位変換や体圧分散マットレスの使用などの〝局所的管理〟に加えて、〝全身的管理〟である栄養管理がとても重要です。

一般的に、褥瘡を治療する際には、肉芽《にくが》の形成を促進して傷口をふさぐため、タンパク質（アミノ酸）を多めに投与する必要があります。なかでも特に、細胞増殖にかかわって傷の治りを早めたり、免疫機能を高めたりするアルギニンは重要です。アルギニンは体内で作られるため、平常時には必須アミノ酸ではありません。ところが身体に侵襲が加わった状態、すなわち傷があったり手術をしたりしたときには大量に必要とされるため、外から補わなくてはならないのです。

ちなみに肉芽とは、カサブタをはがすとその下にある、赤い芽のようなツブツブの組織です。これは血管に富んでいて柔らかく、盛んに増殖して、壊死した組織を吸収して欠損部を

埋める働きをします。

脂肪では、ω３系脂肪酸が重要です。ω３系脂肪酸には、調理油などに含まれるα-リノレン酸や、魚油に多く含まれるＥＰＡ（エイコサペンタエン酸）やＤＨＡ（ドコサヘキサエン酸）などがあります。ω３系脂肪酸は、繊維芽細胞の増殖を促すとともに、コラーゲンの合成量を増やして肉芽の形成を促進します。コラーゲンは細胞と細胞の間にあるタンパク質で、細胞同士をくっつけたり、皮膚に水分を保持したりする働きを担っています。ω３系脂肪酸はさらに、炎症や発熱をもたらす生理活性物質、プロスタグランジンが作られるのを抑えて、炎症を鎮める働きもします。

ビタミンや微量元素も重要です。特にビタミンＣはコラーゲンの合成にかかわっていて、皮膚の再構成には欠かせません。ところが、組織の中のビタミンＣは加齢に伴って減ってしまううえに、ストレスや感染症によっても減少します。したがって褥瘡がある場合は、ビタミンＣを充分に投与する必要があります。

銅と亜鉛も重要です。銅はさまざまな酵素の補酵素として働き、コラーゲンの生成にも深くかかわっているため、傷の治療には欠かせません。また、鉄を利用しやすくする働きもあり、それによってヘモグロビン（赤血球の中にあって酸素と結合するタンパク質）の生成を助けるため、銅が不足すると貧血になります。亜鉛は体内で非常に多くの働きをしていますが、褥瘡との関連では、細胞分裂を促す酵素や炎症を抑える酵素の補酵素としての働きが重要です。亜鉛が不足すると細胞分裂がうまくいかなくなったり、炎症を鎮める作用が低下したりして、傷の治りが遅くなるのです。

さらに、褥瘡の感染症対策としては、GFOをはじめとする免疫力を高めるための栄養を、腸を使って投与することも重要です。褥瘡は外に向かって開いた傷口ですから、容易に感染します。MRSAなどに感染して重篤化しないためには、小腸を活性化して、免疫機能を高めておくことがとても大切なのです。

(3) 物がうまく飲みこめない

摂食・嚥下障害はなぜ起こるのか

摂食・嚥下《えんげ》障害とは、物を食べたり飲み込んだりすることが、うまくできなくなった状態をさします。大きな原因の一つは脳卒中（脳梗塞や脳出血など）によるマヒで、摂食・嚥下障害の40％は脳卒中が原因だといわれています。さらに神経・筋疾患や、加齢による筋力の低下などによっても、摂食・嚥下障害が起こります。

医療行為との関連でいうと、手術によって神経が傷ついた場合にも起こりますし、薬の副作用によっても起こります。また、長い間口から食べさせないことによっても起こります。人はずっと食べないでいると、噛んだり飲み込んだりするための筋力や反射が弱って、食べるという行為ができなくなってしまうのです。序章でご紹介した「奇跡のヒンズースクワット」のおじいちゃんがまさにそうですが、機能を使わないことでその機能が失われてしまうことを「廃用症候群」と呼びます。

また、栄養不足によって歯茎《はぐき》が縮んでしまい、入れ歯が合わなくなって食べられない、また噛む力が減衰したり、容易に疲れてしまって噛めなくなったりするなどといったことも起こります。栄養素との関連では、亜鉛や銅、鉄などの微量元素が不足すると味覚障害が起こり、味を感じられないために物が食べられなくなります。味覚障害は、抗がん剤治療によっても起こります。

おそらくみなさんは、「摂食・嚥下障害があるから、物が食べられなくて栄養障害を起こす」と考えると思いますが、必ずしもそうではありません。栄養障害によって筋力が落ちたり、味覚障害が起こったり、入れ歯が合わなくなったりして、摂食・嚥下障害が起こることがあるのです。栄養障害によって摂食・嚥下障害が起こると、もともと栄養が不足しているのにさらに栄養が摂れなくなって、栄養障害が悪化するという悪循環に陥ってしまいます。

けれども、たとえ摂食・嚥下障害があっても、胃瘻や腸瘻を利用するなどしてきちんと栄養管理を行えば、栄養障害は起こりません。さらに、口腔ケアや摂食・嚥下訓練を適切に行えば、完全にとはいかなくても、食べる機能を回復させることも可能です。食べやすいように、柔らかさやまとまりやすさを調整した介護食品もあります。摂食・嚥下障害があるから口から食べるのは無理だと、あきらめてしまってはいけないのです。いきいきと生きるためには、食べることが大切です。

最終目標は口から食べること

摂食・嚥下障害で注意しなければならないのが、「誤嚥性肺炎」です。誤嚥性肺炎とは、食べ物や唾液などが誤って気管に入り込んでしまい、それが元になって起こる肺炎です。あるいは、胃から逆流した胃液などが気管に入って起こることもあります。

私たちの喉には、食べ物が通る食道と、空気が通る気管があって、物を食べたり飲んだりすると、嚥下反射が起こって気道がふさがり、物が入らないようになっています。誤って気管に食べ物などの異物が入ってしまったときには、やはり反射が起きて、むせて排出することができます。

ところが、加齢や神経のマヒによって、筋力が弱っていたり反射機能が衰えていたりすると、誤嚥してもむせて異物を排出することができません。あるいは、寝ている間などに自覚しないまま、唾液や鼻腔内にある粘液が気道に入ってしまうこともあります。そして、異物が気管から肺に入り、炎症を起こすのです。

ただし、誤嚥イコール肺炎ではありません。肺炎の発症には、誤嚥したものの量や性状や酸性度、どこまで深く入ったか、口腔内の細菌などが関係しています。特に重要なのが口腔内の細菌で、口腔内の細菌が少なければ、たとえ誤嚥しても肺炎を発症するリスクは低くなります。

口から食べることができないと、唾液が出ないために、口の中に細菌が繁殖しやすくなります。「口を使わないのだから、歯磨きなどしなくてもいいだろう」と思うかもしれませんが、それはむしろ逆。口から食べることができない人こそ、きちんと口腔ケアをして、口の中をきれいにしておく必要があるわけです。

また、栄養状態がよく、免疫機能がしっかり働いていれば、肺炎にかかりにくくなりますし、肺炎にかかっても治りやすくなります。その意味で、栄養管理も誤嚥性肺炎のリスクを低下させます。

ただし、鼻から胃や腸までチューブを通し、そこから栄養を入れる経鼻経管栄養は、胃の内容物が逆流する恐れがあり、嚥下反射にも悪影響を与えるとされています。また、チューブが邪魔になって口腔ケアが充分にできません。したがって、長期にわたり経管栄養が必要な場合は、できれば胃瘻や腸瘻にしたほうがいいのです。

摂食・嚥下障害のある人たちには、胃瘻などで栄養を補いながら、徐々に口から食べる訓練を行うことが大事です。

誤嚥性肺炎は命取りになることが少なくないため、患者が一度でも誤嚥すると、口から食べさせることをやめて胃瘻一辺倒にしてしまう医師がいますが、それでは本末転倒です。胃瘻や腸瘻はあくまでも、患者がもう一度口から食べられるようになるまでの、補助的手段なのです。

なぜ口から食べることにこだわるかといえば、経口摂取こそが最良の栄養法であり、栄養管理の最終目標だからです。口から食べることは、人に大きな喜びをもたらすうえに、栄養摂取に際してストレスがありません。同じ栄養を入れても、ほかの方法に比べて代謝効率が非常によいのです。しかも、口から食べれば唾液が出ます。唾液には殺菌・抗菌作用のある物質がたくさん含まれていますから、唾液が出るということは、自然に口腔ケアをしているようなものなのです。

以前は、脳卒中患者の栄養管理は、急性期には中心静脈栄養で、そのあとは経鼻胃管というのが一般的でした。けれども、中心静脈栄養では腸を使わないために免疫機能が低下してしまいますし、必要充分な栄養が摂れないことも多々ありました。筋力をつけるのに必要なタンパク質をはじめ、反射運動に必要な微量元素などが充分に補われていなければ、いくら訓練をしても効果は出ません。栄養状態が悪いために、摂食・嚥下訓練を行っても思うような成果が出ないことが多かったのです。

また、経鼻胃管は経腸栄養法ではあるものの、胃の内容物が逆流しやすい、嚥下反射に悪影響がある、鼻呼吸がしにくく口が渇くなどの問題があります。そこで今は、胃瘻や腸瘻を作って、急性期でもできるだけ早い時期から経腸栄養法を実施することが推奨されています。腸を使って充分に栄養を投与し、免疫機能や筋力を高め、同時に摂食・嚥下訓練をする。「口から食べられないから、胃瘻を作ろう」ではなく、「口から食べられるようにするために、胃瘻を作ろう」と考えることが重要なのです。

（4）つらい呼吸障害を和らげる

呼吸障害と栄養障害は悪循環する

呼吸障害は、肺が直接障害されて起こる場合と、ほかの病気が原因で間接的に障害されて起こる場合とがあります。直接障害には、細菌やウイルスによる肺炎、誤嚥性肺炎、人工呼吸器による肺胞への圧力のかけすぎ、薬物や煙の吸入、放射線によるものなどがあります。間接障害には、敗血症や敗血性ショック、胸部以外の多発性外傷、急性膵炎によるものなどがあります。

ＣＯＰＤは、肺が直接障害されて起こる呼吸障害の一つで、喫煙、受動喫煙、大気汚染、職業上の粉塵《ふんじん》や化学物質などによって起こります。これまで慢性気管支炎や肺気腫と呼ばれていたもののほとんどが、ＣＯＰＤに含まれます。

原因が何であれ、気管支や肺が炎症を起こすことによって、気管支壁がむくんだり、痰などの分泌物が大量に出て気道をふさいだり、肺胞が壊れて酸素が取り込まれにくくなったりして、呼吸が苦しくなった状態が呼吸障害です。

呼吸が苦しいと、一生懸命息をします。不足した酸素を補うためや二酸化炭素を排出するためですが、いわば走った直後のような状態で、呼吸筋を激しく動かしてハアッ、ハアッ、と息をするわけです。呼吸が苦しいと食欲が低下したり、熱気や湯気で簡単にむせたりして、あまり物が食べられません。そのため栄養が不足して、体力が落ち、呼吸筋が細って、さらに呼吸が苦しくなるという悪循環に陥ります。また、栄養障害に陥ると免疫機能も低下しますから、肺炎などの感染症にかかりやすくなります。感染症にかかれば当然呼吸障害は悪化し、さらに呼吸が苦しくなり、物が食べられなくなって免疫機能が低下します。悪循環が、ここでも起こってしまうのです。

栄養管理することで、悪循環から抜け出す

呼吸障害と栄養障害の悪循環から抜け出すには、栄養管理が欠かせません。まず、呼吸障害があると呼吸筋を激しく使い、大量のエネルギーを消費します。そのため、呼吸障害がある人が必要とするエネルギーは、基礎代謝量の1・3〜1・7倍といわれています。ただし、基礎代謝量の2倍を超えると、代謝に伴って生じる二酸化炭素の量が増えすぎて、かえって呼吸が苦しくなってしまいます。

二酸化炭素の発生量は、栄養素によっても異なります。糖質よりも脂質のほうが、同じエネルギーを得る際に出る二酸化炭素が少ないため、呼吸障害のある人には脂質を多めに投与する必要があります。脂質の中では、ω3系脂肪酸には炎症を引き起こす生理活性物質を減らす作用や免疫をアップする力があるため、これを投与します。ω3系脂肪酸とは、魚油に多く含まれるＥＰＡやＤＨＡなどです。

そもそも「呼吸障害のある人には脂質を多めに投与したほうがいい」と気づいたのは１９８４年頃、私がまだ大学院生の頃に、肝硬変でＣＯＰＤのある人を診たときでした。

その人は50代半ばの男性で、肝臓を大きく切り取る手術を受けたあと、人工呼吸器の管理下にありました。必要エネルギーは計算して投与されていましたが、中心静脈栄養で腸は使われていません。また、当時は肝硬変の人に脂肪を投与すると免疫機能が落ちるといわれていて、脂肪は手術前からずっと投与されず、糖とアミノ酸だけでした。人工呼吸器で呼吸管理をされているにもかかわらず、血中の二酸化炭素が徐々に増えていました。ＣＯＰＤが悪化しているためで、これではいつまで経っても人工呼吸器から離脱できません。

そこで、全体のエネルギーを減らさずに、糖を一部脂肪に置き換えて投与することにしました。糖の過剰投与が原因で、血中二酸化炭素が増えているのだろうと考えたのです。ただし、その人は中心静脈栄養です。静脈から栄養を入れる場合、脂肪を一気に大量に入れることはできません。静脈塞栓や肝機能障害などの副作用が出ることがあるのです。そのため脂肪製剤をごく少量ずつ、何時間もかけて投与していきました。するとその人は、スッと呼吸が楽になって回復し始めたのです。実は、当時はまだ日本語に訳されていませんでしたが、英文の教科書には「脂肪を投与すると二酸化炭素が減って楽になる」と書かれてあったのです。

呼吸が楽になった男性は、じきに人工呼吸器から離脱できました。人工呼吸器が外れたので、すぐに中心静脈栄養をやめて、口から食べてもらうことにしました。もちろんその効果はてきめんで、その人はみごとに元気になって、間もなく退院することができました。投与するエネルギーが同じでも、どの栄養素を使うかで、身体に与える影響はまったく異なるのです。

呼吸障害の治療には、ＢＣＡＡも重要です。呼吸筋をはじめとする筋肉の崩壊を防ぎ、タ

図2-4　慢性閉塞性肺疾患（COPD）に対する栄養管理の効果

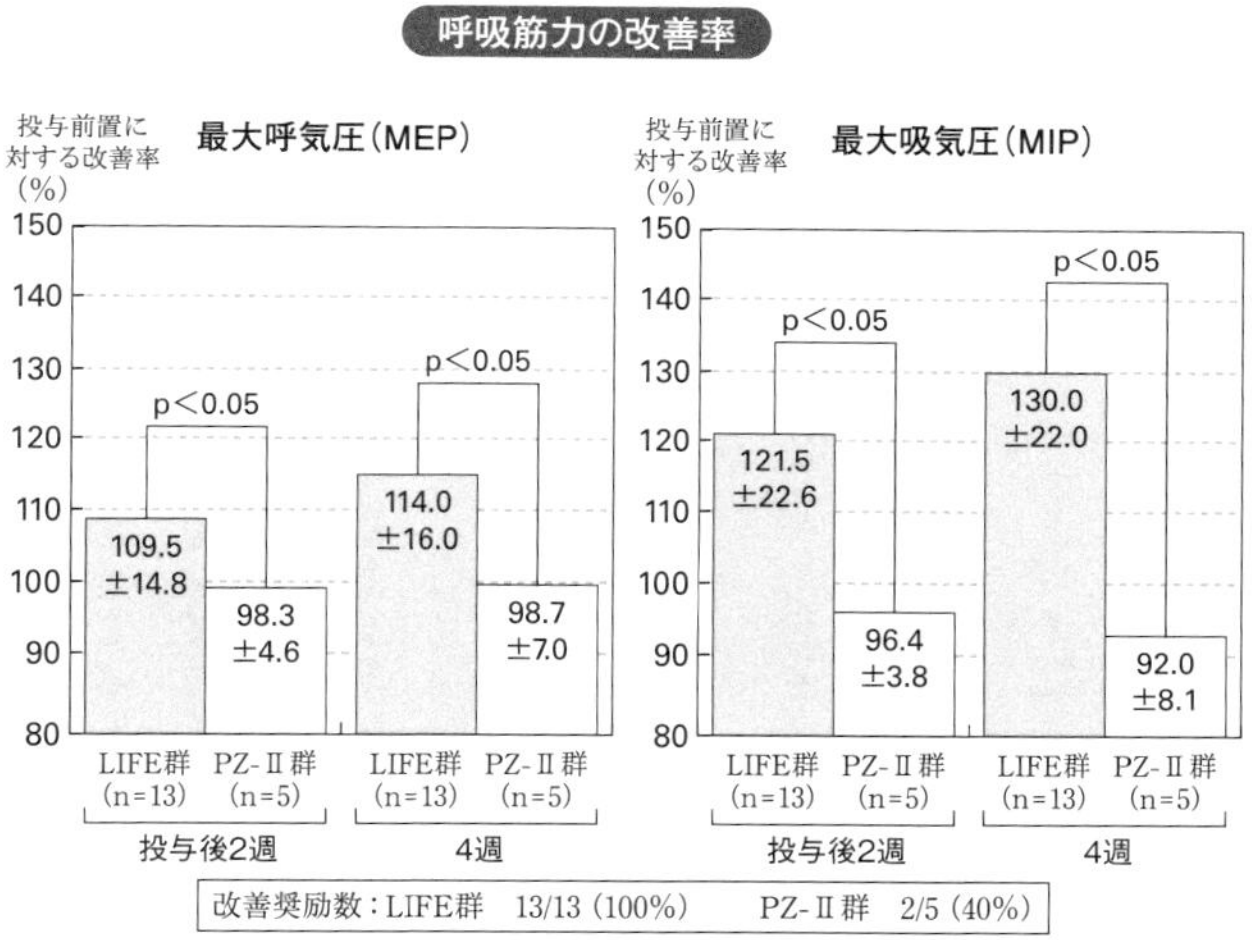

LIFE群：ライフロンQL投与群
PZ-Ⅱ群：同等エネルギー含有栄養剤投与群
出所：東口髙志『NSTの運営と栄養療法』医学芸術社, 2006

ンパク質の合成を促進する作用があるからです。さらに、コエンザイムQ10も欠かせません。コエンザイムQ10は、生体のエネルギー通貨であるATPを作る際に必要で、これがないとATPが作れずにエネルギー不足に陥ってしまうのです。コエンザイムQ10にはまた、低酸素状態で筋力を高めたり、筋肉の疲労を抑制したりする作用もあります。

このように考えてCOPD患者向けの栄養剤を作ったことは、序章で述べたとおりですが、このとき作った「ライフロンQL」という栄養剤の効果を調べたデータがあります。

これによれば、ライフロンＱＬを投与した患者（図２‐４内「ＬＩＦＥ群」）では、４週間投与したあとでは最大呼気圧が１１４％に、最大吸気圧が１３０％に増えていました。呼吸筋の筋力がついて、たくさん吐いてたくさん吸えるようになり、呼吸が楽になったのです。

呼吸状態の悪い人には、人工呼吸器を着けることがありますが、この場合にも栄養は重要です。人工呼吸器の管理下にあるということは、それだけ重症だということですから、エネルギー消費量も多くなりますし、疾患に応じてさまざまな栄養素も必要です。また、人工的に呼吸をさせられるので、リハビリテーションの立場からは呼吸筋が衰えるという副作用もあります。その状態で栄養障害があると、一気に筋力が衰えてしまい、離脱できなくなります。

したがって、タンパク質の崩壊を防ぎ合成を促進するために、ＢＣＡＡやグルタミンを多めに、腸を使って投与することが大事です。人工呼吸器が必要な急性期だから経静脈栄養でいい、というわけではないのです。人工呼吸器を早く外すにはどうすればいいのか、外したらそのあとはどうするのかと、常に先を見ながら栄養管理することが重要です。

（5）その他の病気と栄養のかかわり

脳卒中

脳卒中とは、急に発症する脳血管障害のことで、脳動脈瘤破裂による「くも膜下出血」、血圧の急な変動や高血圧によって起こる「脳出血」、脳の血管が詰まる「脳梗塞」を含みます。脳卒中を起こすと、出血した部分や詰まった部分から先の脳細胞に血液がいかなくなり、酸素と栄養が不足して、脳細胞が壊死してしまうのです。

脳細胞は、いったん壊死すると再生しません。また、脳にある血液脳関門というバリアによって、分子量の大きな物質は通過できません。そのため、抗酸化作用があるとされるビタミン類や栄養素、また薬剤などを投与しても、血液脳関門を通過できません。脳を回復させる栄養素はない、というのが現状なのです。

ただし、直接脳に働きかけることができなくても、きちんと栄養管理をすることで、摂食・嚥下障害を悪化させず、感染症を予防し、全身状態を良好に保ち、回復しやすくすることはできます。

脳卒中で特に問題となるのは、吐き気と摂食・嚥下障害です。発症後1週間程度は脳がむくむために吐き気がして、口から食べることができませんし、経鼻胃管など挿入しても胃の内容を排出することが主眼となり、経腸栄養剤の投与は困難なことが少なくありません。また、顔や頸《くび》、口腔や咽頭の神経が障害されて、飲み込みがうまくいかなくなることも多々あります。

したがって、急性期にはどうしても点滴で栄養を入れることが多いのですが、吐き気止めを使うなどして、できるだけ早期に経腸栄養に切り替えることが重要です。口腔ケアもきちんとして、必要ならば胃瘻を作ることも検討します。胃瘻はあくまでも食べさせるためのものです。口から食べられるようになったら抜くか、使わなくなっても万一のときのために置いておくか、そこまで視野に入れて造設します。

そして、三大栄養素やビタミン、ミネラルなどをバランスよく投与します。味覚障害を防ぐ亜鉛や銅なども必要ですし、神経の発達に重要な役割を果たすリン脂質を含む脂肪酸の投与も大切です。

もう一つ、リハビリを早く始めることも大事です。身体のマヒがあると、どうしても運動量が減って筋肉が細くなってきますが、筋肉が細るとさらに動きが悪くなるという悪循環に陥ってしまいます。これは、筋肉量が減って身体機能が低下したサルコペニアの状態です。サルコペニアが進行すると自分で動くことができなくなり、生きる気力が失われていくのは、これまでに述べたとおりです。したがって、タンパク質の合成を促進するＢＣＡＡなども投与しつつ、早期にリハビリを開始して、運動機能の低下を防ぐことがとても重要です。

心不全

心不全とは、心臓の働きが低下して、身体に不具合が生じた状態をさします。原因としては、心筋梗塞や狭心症、心臓弁膜症、心筋症、不整脈、先天性心疾患などの心臓自体の病気のほか、高血圧や糖尿病、甲状腺機能亢進症、抗がん剤治療や放射線治療、ウイルス感染、アルコール、薬物などによっても起こります。また、症状が急激に起こる急性心不全と、慢性的に起こる慢性心不全があります。

急性心不全では、発症するまでは普通に生活できていたため、栄養状態に問題のない人が多いという特徴があります。しかし、それにもかかわらず、発症を機に急激に栄養状態が悪化します。発症と治療によって身体に大きな侵襲が加わり、炎症性サイトカインなどが大量に分泌されて代謝が激しく亢進し、タンパク質の分解が進んでしまうのです。さらに、酸素消費量の増大、脂肪分解の促進と遊離脂肪酸の増加、糖新生（アミノ酸からブドウ糖を合成する、解糖系をさかのぼる代謝経路）増大と耐糖能低下、といったことも起こります。要するに、一気にタンパク質や酸素、脂肪が消費される一方で、糖は作られるものの利用できない状態になるのです。

急性心不全は、急激に症状が悪化するため入院治療が必要な場合が多く、時には突然死の原因にもなります。急性期には治療が最優先ですが、栄養管理もできる限り速やかに行う必要があるわけです。

それに対して慢性心不全は、息切れやだるさといった症状はあるものの、安定した状態です。ただし、安定しているといっても炎症性サイトカインなどが分泌され、代謝が亢進していることに変わりはありません。そのため慢性心不全の患者には、ＰＥＭが多く見られます。代謝が亢進している分、栄養をたくさん摂らなければならないのですが、それができていないのです。

また、心不全になって心臓の働きが低下すると、心臓から送り出す血液の量が減り、心臓に送り返される血液の量も減ります。すると、酸素や栄養が身体の隅々にまで行き渡らなくなり、老廃物の回収もうまくいかなくなってしまいます。こうなると、私たちの身体は心臓の拍出回数を増やしたりして、この状態を解消しようとします。弱った心筋をさらに使ったり、呼吸回数を増やしたりして、呼吸筋を酷使したりしてしまうわけです。その結果、さらにエネルギー消費量が増え、タンパク質の分解が進みます。心不全が重症であるほど、必要なエネルギーやタンパク質の量が多くなるわけで、その分の補給をしっかりしないとＰＥＭが進行してしまうのです。

ただし心不全の場合、水分は多すぎるとよくありません。水分が多いと血液の量が増えて心臓に負担がかかるからです。そのため経管栄養では、管の中に残渣《ざんさ》が残って詰まらないように、栄養を投与する前後に管を洗浄しますが、その水の量まで考慮して厳密に水分を投与しなければなりません。

また、心不全の末期はがんの終末期と同様、悪液質になります。すでに述べたように悪液質は、心不全、呼吸不全などの病気によって、主に著しい筋肉量の減少が見られる高度の栄養障害で、栄養療法で改善が得られないほど進行した状態のことです。

心臓が弱ると、最終的には血液を循環させることができなくなっていきます。そのため、いくら栄養を補給してもそれを細胞に届けることができません。同様に、細胞に溜まった老廃物を回収することもできないため、身体がむくみます。こうなったときにはがんの末期と同様、過剰な栄養や水分を投与せず、ＱＯＬが悪化しないようにすることが重要です。

慢性肝炎・肝硬変

慢性肝炎とは、６か月以上にわたって続く肝臓の炎症です。肝硬変とは、慢性肝炎が進行し、肝臓の細胞が繊維化して硬くなってしまった状態をさします。慢性肝炎と肝硬変はウイルス、アルコール、薬剤、自己免疫、過栄養、代謝異常などによって起こりますが、最も多いのはＣ型肝炎ウイルスによるもので、慢性肝炎の６～７割はＣ型肝炎ウイルスが原因だといわれています。

慢性肝炎は自覚症状がほとんどないため、血液検査で異常が見つかって初めて診断されることが多い病気です。ただし、自覚症状がなくても肝臓には鉄が沈着していたり、脂肪が溜まって脂肪肝になっていたりすることがありますし、肝臓が悪いのにもかかわらず肥満傾向にある人が多いという特徴もあります。鉄や脂肪は肝炎を悪化させますから、栄養管理上は、まず鉄や脂肪の投与を制限することを考えます。栄養障害の治療では、一般的に栄養素を補充することが多いのですが、慢性肝炎の場合は、特定の栄養素を制限することがあるのです。

肝硬変と診断された場合、初期には慢性肝炎と同様に肥満している人もいます。したがって、その人の栄養状態に合った栄養を投与することが重要です。昔は肝臓病の栄養療法というと、一律に高タンパク・高カロリーでしたが、それだけでは実情に合わないのです。

ところが肝硬変が進行すると、多くの患者はＰＥＭに陥ります。タンパク質とエネルギーが不足するわけですが、これには食欲が落ちて食べられなくなることに加えて、肝臓が萎縮したために糖を蓄えられなくなることが大きくかかわっています。

肝硬変になると、肝細胞が繊維化して肝臓が萎縮し、肝臓に本来備わった、糖質を蓄える倉庫としての機能が低下します。通常ならば私たちの身体は、絶食状態のときには肝臓に貯蔵された糖質を分解してエネルギーにしますが、それができなくなるのです。そのため、夕食後から翌日の朝食までの12時間程度の絶食で、健常者の３日間の絶食に匹敵するほどの飢餓状態に陥ってしまいます。

こうなると当然、脂肪やタンパク質を分解してエネルギーを作らざるを得ません。皮下脂肪が消費されて患者はどんどんやせ、筋肉のタンパク質が分解されて筋力が衰え、あっという間にＰＥＭになってしまうのです。

さらに、肝硬変になると「アミノ酸インバランス（不均衡）」という状態に陥ります。私たちの血液の中には、主に筋肉で代謝されるＢＣＡＡ（分岐鎖アミノ酸：バリン、ロイシン、イソロイシン）というアミノ酸と、主に肝臓で代謝されるＡＡＡ（芳香族アミノ酸：フェニルアラニン、チロシン）というアミノ酸があって、通常はＢＣＡＡがＡＡＡの約３・５倍の比率になっています。

ところが肝硬変になると、肝機能が低下してアンモニアの解毒がうまくいかなくなります。すると、その代わりに骨格筋の中で解毒されるアンモニアが増え、その処理にＢＣＡＡが使われます。さらに、肝臓でのエネルギー生産が低下し、その代わりに骨格筋の中でのエネルギー生産が上昇し、ここでもＢＣＡＡが使われます。その結果、ＢＣＡＡとＡＡＡのバランスが崩れて１：１程度になってしまうのです。

そもそも肝機能が低下すると、肝臓の最も大切な機能であるタンパク質を合成する働きも低下して、血液中のタンパク質であるアルブミンも減ります。しかも、肝臓のエネルギー源であるＢＣＡＡも減ってしまうため、タンパク質合成能はさらに下がり、血液中のアルブミンの量（血清アルブミン値）もさらに低下します。血清アルブミン値は栄養状態を判断する際の指標の一つであり、これが減ると薬の副作用が強く出たり、身体がむくんだり、末梢にまで栄養が届かなくなったりすることは、先に述べたとおりです。肝硬変の場合は、血清アルブミン値が３・５g／dL未満になると、５年生存率が低下するという報告があります。

このような状態を改善するには、まずＢＣＡＡを充分に補充することが大事です。ＢＣＡＡを長期にわたって投与して、肝臓のエネルギー不足を補うことで、アルブミン値が改善すると同時に患者の予後も改善することが明らかになっているからです。ＰＥＭの患者には必要充分なエネルギーを投与することも大切で、基本的には安静時のエネルギー消費量の１・３倍程度のエネルギーが必要です。このとき、増えた分の０・３倍に相当するエネルギーをＢＣＡＡで補うと良いのです。

また、絶食による飢餓状態を避けるには、夜食を摂ることが有効です。１日の総エネルギー量は同じでも、それを３回で摂った場合と、夜食も含めて４回に分けて摂った場合とでは、後者のほうがタンパク質の分解を抑制できるとされています。夜食は通常の食事でもいいのですが、ブドウ糖（ビスケットなど）、ＢＣＡＡ製剤（リーバクト、アミノレバンＥＮなど）を眠る前に投与すると、早朝空腹時の飢餓状態が改善され、長期的には血清アルブミン値が改善されるという結果が出ています。

さらに、肝硬変が重篤化すると、肝性脳症を合併することがあります。肝機能の低下によって、肝臓で解毒されるべきアンモニアなどの毒物が解毒できず、血液を介して脳に入り、脳機能が低下してしまった状態です。症状としては、意識レベルの低下や錯乱が生じたり、論理的思考ができない、人格が変化する、といったことが起こります。症状が進むと、腕を伸ばしたときに手を止めることができずに羽ばたくような動きをしたり、動作や発語が緩慢になったりもします。

アンモニアなどの毒物の多くは、普通のタンパク質が消化されてできた物質です。そのため、肝性脳症を発症した場合は、タンパク質を制限する必要があります。しかし、それでは栄養障害に陥ってしまいますから、その代わりにＢＣＡＡを含んだ栄養剤によってタンパク質の合成を促進します。また、アンモニアを減少させるには、ＢＣＡＡに加えてアルギニンというアミノ酸が有効とする報告もあります。

そのほか、身体のむくみ、すなわち浮腫や腹水がある人には、水分や塩分の制限も必要です。

慢性腎臓病（Chronic Kidney Disease：ＣＫＤ）は、腎臓の機能が数か月から数年をかけて徐々に低下していく病気です。原因としては糖尿病が最も多く、高血圧や脂質異常（高脂血症）なども含めた生活習慣病が、発症と進行の要因とされています。したがって、糖尿病をはじめとする生活習慣病にならないような食生活を心がけることが、栄養面から見た重要な予防方法の一つです。

そのほかの原因には、尿路閉塞、糸球体腎炎や多発性嚢胞腎などの腎臓の異常、自己免疫疾患などがあります。いずれにしても、腎臓の細い血管（糸球体）や細い管（尿細管）が障害されるなどして、老廃物を排泄したり、体液中の水分や電解質を調節したり、体内でさまざまな働きをする物質を作ったりする機能が低下して、発症します。

症状は多様で、尿にタンパクが出る蛋白尿《たんぱくにょう》のほか、乏尿《ぼうにょう》・無尿、浮腫、高血圧、尿毒症、高カリウム血症、低カルシウム血症、鉄欠乏性貧血、酸塩基平衡異常《さんえんきへいこういじょう》（血液の酸性度が高くなる）などがあります。放置すると透析が必要な腎不全になる人が多いことや、脳卒中や心不全を発症する原因ともなることから、これといった自覚症状がなくても、早めに治療を開始することが大切です。

栄養面では基本的に、タンパク質、塩分、カリウム、リンの摂取制限と、水分のコントロールを行います。慢性腎臓病では尿にタンパク質が出てしまうのですから、タンパク質を補えばよさそうなものですが、タンパク質を摂ると血液がより酸性に傾くうえに腎臓に負担がかかり、症状を悪化させてしまいます。タンパク質が失われてしまうのに、補うことができないわけです。

したがって、必要なエネルギー量を確保するには、タンパク質の摂取量は減らし、代わりに炭水化物の摂取量を増やします。また、ＢＣＡＡをはじめとする必須アミノ酸を投与することで、体内でのタンパク合成を促進して、栄養障害に陥るのを防ぎます。

慢性腎臓病では、余分な塩分や水分を体外に排泄することもできなくなります。こうなると血液の水分量が増えてしまい、心臓にかかる負担が大きくなり、心不全を発症することがあります。これを防ぐには、塩分と水分の摂取を制限する必要があります。

血中のカリウム濃度は、慢性腎臓病が進行すると上昇します。血中のカリウム濃度が高くなると、不整脈や心停止を起こすリスクが高まるため、これも制限しなければなりません。食事の際には、果物や野菜などカリウムが多く含まれる食品に注意が必要ですし、栄養剤を摂る場合もカリウムの少ないものにしなければなりません。そして食物繊維やビタミン、ミネラルなど、果物や野菜をあまり摂れないために不足しがちな栄養素を補える栄養剤を選ぶことが大事です。

リンは、骨や筋肉の代謝などに重要な役割を果たしていますが、腎臓の機能が落ちると排泄できなくなり、蓄積していきます。すると、骨の形成と維持に異常が生じ、骨に痛みが発生したり、骨折のリスクが高くなったりします。また、血管内にカルシウムとリンの沈着物を形成したりもします。したがって、リンも摂取制限をしなければならず、リンを多く含む魚介類や乳製品、レバー、豆類などには注意が必要です。

さらに、低カルシウム血症の場合はカルシウムを、鉄欠乏性貧血の場合は鉄を補うなど、特定の栄養素を補う必要もあります。

このように、慢性腎臓病ではさまざまな栄養素の摂取制限や投与が必要ですが、かといって低栄養になってしまっては、予後がよくありません。透析が必要になるまでの時期をできるだけ延ばすためには、制限をしつつも充分に栄養を摂ることが大事です。

透析が必要になった場合は、やはりタンパク質、塩分、カリウム、リン、水分などの摂取制限が必要です。同時に、味覚障害や吐き気などさまざまな理由から食欲不振に陥ることがあり、食事摂取量が不足しがちです。タンパク質の喪失量が増加したり、分解が亢進したりしますし、透析によって水溶性ビタミンが失われたりもします。その上、透析患者はさまざまな原因によって炎症が起こりやすく、炎症性サイトカインによる筋肉量の低下や、血中のアルブミン量低下なども起こります。

透析患者は、いくつもの要因が重なり合っていて、栄養障害に陥りやすいのです。したがって、食欲不振、活動性の低下、体重減少、体脂肪や筋肉量の減少といったサインを見逃さず、細やかに栄養管理を行う必要があります。

糖尿病

糖尿病は、インスリンの作用不足によって血糖値が下がらなくなり、さまざまな合併症を発症する病気です。合併症には脳卒中や心不全、視力低下、慢性腎臓病、神経障害、皮膚の障害などがありますし、感染症にかかりやすく、傷の治りが悪いといったことも起こります。

インスリンは膵臓の内にあるランゲルハンス島のβ細胞から放出されるホルモンで、血中のブドウ糖を肝臓や筋肉、脂肪組織などの細胞に取り込み、肝臓からのブドウ糖の放出を制限します。この働きによって血糖値を下げるのですが、インスリン以外に私たちの身体には血糖値を下げる物質がほとんどないため、その影響は甚大です。

作用不足が生じる原因は、インスリン分泌量の低下と、インスリン抵抗性の増大、すなわちインスリンが効かなくなることです。インスリンの分泌量が低下する場合を1型、インスリン抵抗性が増大する場合を2型と呼びますが、そのどちらにも遺伝的要因と環境的要因（ウイルス感染や栄養の偏りなど）がかかわっています。

日本人に多いのは2型で、動物性脂肪の摂りすぎによるものです。そのためはじめは太っている人が多いのですが、病気が進行するにつれてやせていきます。なぜかというと、治療によって投与エネルギーを制限されるという事情もありますが、糖をうまく利用できなくなるために脂肪の分解が進み、筋肉のタンパク質も消費されていくからです。

糖尿病の栄養管理でポイントとなるのは、食物繊維の使い方です。食事をすると誰でも血糖値が上がりますが、糖尿病患者は血糖値の上昇にインスリンの分泌が間に合わないため、ブドウ糖を細胞に取り込めません。ところが、消化管の中に食物繊維があると、糖の吸収が緩やかになり、血糖値の上昇も緩やかになります。血糖値の上昇が緩やかであれば、インスリンの分泌量が少なくても、働きが弱くても、何とか対処できます。また脂肪の吸収も、食物繊維があると緩やかになります。

したがって、実際の食事では食べる順番が重要で、ご飯やパン、肉などよりも、食物繊維が豊富な野菜や豆、海藻などを先に食べるようにします。こうすることで、血糖値の急激な上昇を防ぐことができるからです。

また、ビタミンやミネラルが欠乏すると代謝が落ちてしまいますから、バランスのよい食事をしてビタミンやミネラルが不足しないようにすることが大事です。特に亜鉛はインスリンの生成に欠かせない物質で、亜鉛が欠乏するとインスリンがきちんと分泌されなくなってしまいますから、意識して摂るようにするとよいでしょう。亜鉛を豊富に含む食品としては、牡蠣《かき》やカツオをはじめとする魚介類、小麦胚芽やレバーなどがあります。

外傷、ヤケド

重度の外傷やヤケドを負うと、大きな外科手術を受けたときと同様に、炎症性サイトカインが放出されて全身に炎症反応が起こります。外傷やヤケドの範囲が広いと、皮膚のバリア機能が失われて感染症にかかりやすくもなります。したがって重度の外傷やヤケドでは、細胞増殖を促して傷を治すための栄養に加えて、炎症を鎮め、免疫機能を維持するための栄養も必要です。

エネルギーは、重症であればあるほど大量に必要です。1日に必要なエネルギー量（kcal／日）は、「基礎エネルギー消費量×活動係数×ストレス係数（侵襲因子）」で算出しますが、重症度によってストレス係数が変わってきます。

ヤケドの場合、範囲が体表面積の０〜20％では、ストレス係数は１・０〜１・５です。範囲が20〜40％に広がるとストレス係数は１・５〜１・85となり、40〜１００％では１・85〜２・05にまで増えます。ちなみに外傷の場合は、骨折のストレス係数が１・15〜１・3、筋肉外傷が１・25〜１・5などとなっています。

栄養素としては、免疫細胞を作ったり組織を修復したりしなければなりませんから、その元になるタンパク質やアミノ酸が大量に必要です。タンパク質の投与量（g／日）は、「体重（kg）×ストレス係数」が目安です。健常な成人の場合はストレス係数が１ですから、体重が60kgの人なら１日に60ｇです。ところが外傷やヤケドがある場合は、重症であればあるほどストレス係数が大きくなります。したがってエネルギー量と同様に、重症度に応じて１・１倍、１・2倍と増えていき、場合によっては2倍にまでもなることがあります。

アミノ酸の中ではＢＣＡＡ（バリン、ロイシン、イソロイシン）が大事ですが、特にロイシンが重要です。ロイシンが代謝されてできるＨＭＢという有機化合物は、タンパク質の崩壊を防ぎ、合成を促進して傷を治す作用が非常に強いのです。

さらに、グルタミンとアルギニンも充分に補う必要があります。グルタミンとアルギニンには、免疫反応を高めたり、細胞増殖を促進したりする働きがあります。体内で合成できるため必須アミノ酸ではありませんが、外傷やヤケドのような侵襲があると大量に消費され、外から補わないと不足してしまうのです。

ビタミンやミネラルも満遍《まんべん》なく摂る必要がありますが、中でもビタミンA、C、Eやコエンザイム Q10は重要です。これらの栄養素には、炎症反応などによって生じた老廃物をさっと流す作用があり、傷をきれいにしてくれるのです。また、リン、マグネシウム、亜鉛、カリウムなどは、傷やヤケドから体液といっしょに滲み出てしまうことがあるため、不足しないように注意する必要があります。

重度の外傷やヤケドの場合、栄養を入れる時期や方法も非常に重要です。経静脈栄養では投与できる栄養も制限されますので、今ひとつ治りがよくないため、できるだけ早く経腸栄養を開始する必要があります。特にヤケドの場合は、じきに浮腫が出ます。したがって、気道を確保するためのチューブや、経管栄養のための鼻からのチューブをすぐに入れておかないと、あとからでは入れることができなくなってしまいます。どのような栄養管理が必要かを、救急で運ばれて来た瞬間に見極めないと、あとから「経鼻胃管で経腸栄養をしよう」など思っても、ダメなのです。

時間との闘いである重度のヤケドで、実際に栄養管理がどう行われるかを、私が主治医として治療に当たった患者さんのケースで見てみましょう。

◎症例：Mさん（59歳、男性）

Mさんは、体表面積の54％に及ぶ火炎熱傷（火によるヤケド）を負い、救急搬送されてきました。自動車運転中に車内火災を起こし、頭、顔面、頸、両側前腕・手指、背中、左下腿から膝に、Ⅱ～Ⅲ度のヤケドを負ったのです。しかも、命に直結する気道のヤケドも負っていました。

ヤケドの重症度は、体表面積の何％に受傷したかと、皮膚の障害の深さ（Ⅰ～Ⅲ度。Ⅲ度は皮膚全層に及ぶ）によって分類されます。一般的に、体表面積の10～30％で入院治療、30％以上になるとヤケドの専門施設での治療が必要だとされています。ところがMさんは、あまりにも重症で専門病院に搬送することができなかったのです。

以下、時間を追って見ていきます。

【当日】

救急搬送時に詳細は不明でしたが、鼻の穴のわずかな煤《すす》から、気道熱傷があり、舌の色から口腔内熱傷もあると判断しました。そこで、ただちに気管内に挿管し、人工呼吸管理を行いました。

また、口腔から鼻腔の熱傷の場合、あっという間に口腔内が浮腫で膨れ上がるため、チャンスを失すると二度と挿入が不可能となってしまいます。そこで、経腸栄養ルートを経鼻胃管にて確保したうえで大量輸液を開始。熱傷ショックによる血圧低下に対応するため、昇圧剤を投与。

【翌日】

できるだけ早く経腸栄養に移行するために、挿入しておいた経鼻胃管からGFOの投与を開始しました。体表面積の54%にも及ぶ大きなヤケドですから、治癒には大量のエネルギーが必要です。点滴では限界があるため、少しでも早く経腸栄養に移行することが重要なのです。また、感染症は命取りになります。免疫機能の維持という点からも、経腸栄養は非常に重要です。

【3日目〜】

「成分栄養剤」を経て、「消化態栄養剤」に移行し、徐々に投与量を増加。微量元素と亜鉛を強化。浸出液によるタンパク質の喪失を補うため、BCAAを中心とするアミノ酸も投与しました。

栄養剤は、消化管での消化が必要かどうかで分類されます。「成分栄養剤」は、タンパク質をアミノ酸まで分解済みで、食物繊維と脂肪をほとんど含みません。「消化態栄養剤」は、タンパク質をアミノ酸とペプチドまで分解済みで、これも食物繊維をほとんど含みません。そこで、水溶性食物繊維を含むGFOを引き続き投与しました。

【16日目】

第1回目の植皮手術を実施（左右上肢、頸部）。植皮は早期に行わないと、どんどんケロイドが進行して、特に関節の可動性を奪うことになります。

【17日目〜】

術後11日目に人工呼吸器から離脱、嚥下訓練を開始しました。

Mさんは、口の中にヤケドを負ったことと、長期にわたって気管内に管を入れていたことによって、唇や舌の動きに障害が出ていました。当初は食べ物の送り込みがうまくできない、涎《よだれ》が出るといった状態でしたが、訓練によって徐々に口から食べられるようになりました。

また、病院内での歩行も可能になりました。しかし、経腸栄養は必要でした。

【44日目】

第2回目の植皮手術を実施（頭部、顔面、頸部、左大腿・下腿、背部）。全身麻酔による手術であったため、気管内挿管による人工呼吸管理を行いました。術後24時間で、経鼻胃管による経腸栄養を再開しました。

【45日目〜】

第2回手術の翌日から嚥下訓練を開始し、術後32日目、緊急入院後76日目には経鼻胃管を抜去しました。

その後Mさんは、一時退院を経て、第3回目の植皮手術（左右手指など）のために再入院しました（受傷後119日目）。しかし、一時退院したことで現実に直面し、傷の痛みや不自由さに加えて、ケロイドによる顔や身体の変形があるため、他人から好奇の目で見られる苦痛にもさらされてしまったのです。さらに、時間が経つにつれて、食事も会話もうまくできなくなったのです。どうすればいいのかスタッフは途方にくれ、Mさん自身は精神的に追いつめられました。

食べられない原因を探ると、左口角のケロイドが悪化して口が開かず、閉じず、うまく食べられないことがわかりました。スタッフたちはやむを得ず、再度経鼻胃管を挿入しようとしましたが、私は彼の口を見つめながら、「開かないなら、開くようにすればいい」と思いました。そこで提案をしました。「口を切り開こう」と。スタッフたちは一瞬キョトンとしたあと、「ええっ！」と驚きましたが、すぐに意味を理解して賛成してくれました。

そして、受傷後１３３日目に左口角のケロイド切開手術を実施。植皮手術に比べればごく簡単な、たった30分の手術でしたが、これがMさんの回復を早め、生きる意欲を引き出しました。口から食べられるようになったことで、栄養が充分に摂れるようになり、おいしいと感じることで生きる喜びも生まれました。人と話せるようになったことで、自分の気持ちを解放することができるようにもなりました。後ろ向きになりかかっていた気持ちが、もう一度前向きになったのです。

Mさんは、３回目の植皮手術を経て１８８日目に退院。その後もリハビリを続けて社会復帰を果たし、現在も元気に働いています。

第3章
老いと栄養

(1) 慢性栄養障害と急性栄養障害

栄養障害があると、救急搬送されても回復できない

高齢者には、栄養障害を引き起こしやすい身体的、精神的、社会的な背景があります。たとえば、噛む力や飲み込む力が弱ってしまって、量を食べられない。あるいは、肉や揚げ物のようなしつこいものがキライになった。じっとしているから、おなかが空かない。微量元素が不足して、味覚障害を起こしている。運動不足で筋肉量や骨量が減っている。消化吸収機能やタンパク質の合成能力が低下した。慢性的な病気があって代謝が亢進している。認知障害やうつのために食事ができない。身体の具合が悪くて買い物や食事の支度ができない。経済的に苦しく食費を節約している、等々。栄養障害に直結するさまざまな要因が、身近にあるのです。

そのため高齢者は、よほど栄養に気を配っていないと、慢性的な栄養障害「マラスムス(Marasmus)」に陥ってしまいます。マラスムスとは、長い時間をかけてエネルギーとタンパク質が欠乏した状態で、PEMでもあります。高齢者の栄養障害はほとんどがこれで、皮

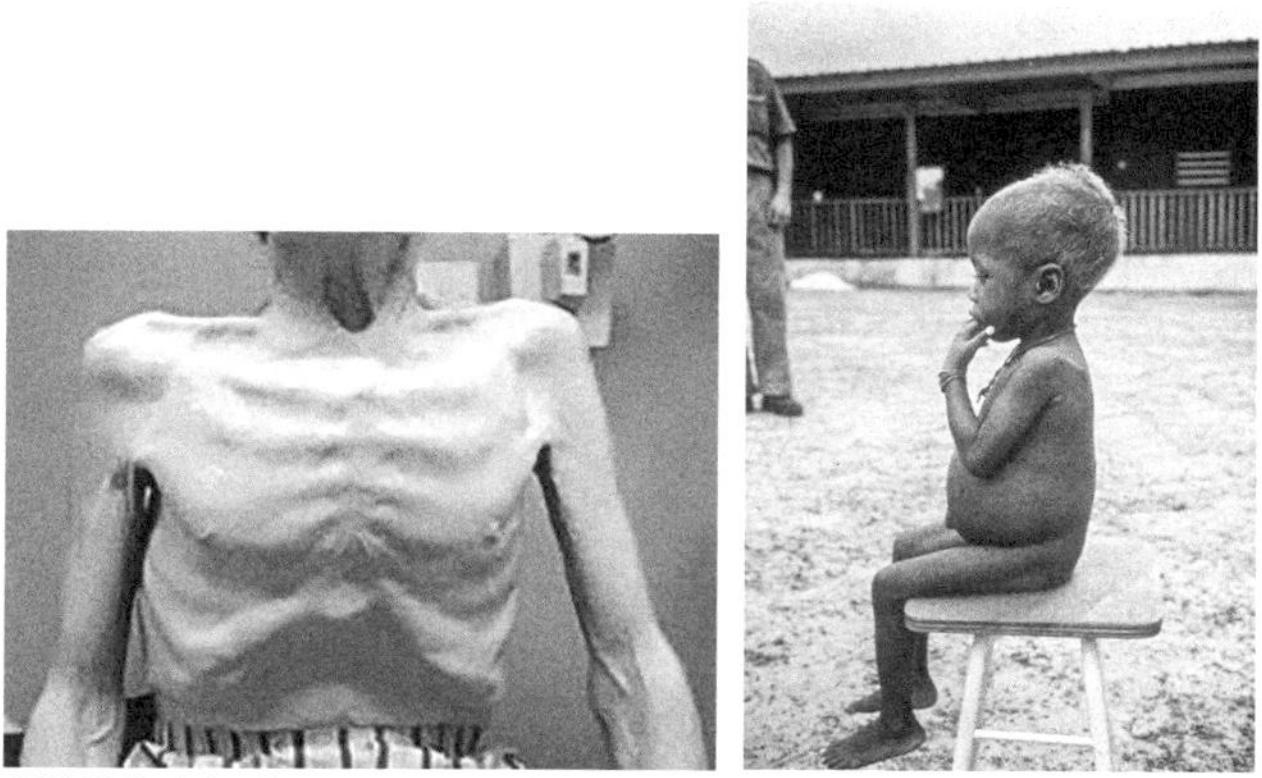

慢性栄養障害「マラスムス」（左）と、急性栄養障害「クワシオコル」（右、写真：Science Photo Library／アフロ）

下脂肪と筋肉がともに失われていきます。

それに対して、急性栄養障害を「クワシオコル（Kwashiorkor）」といいます。クワシオコルは、病気になって代謝が亢進したり、食欲がなくて食べられなくなったり、外傷や治療による侵襲が加わったりして、急激にタンパク質が欠乏した状態です。短期間で起こるため、エネルギーはまだ身体に残っているのですが、タンパク質が崩壊してしまうのです。

タンパク質がどんどん失われていくと、血中のアルブミン量も低下して、水分を血管の中に保持できなくなります。水分が血管の外に出て、腹腔をはじめとする身体のあちこちに溜まり、腹水や浮腫を生じるのです。飢餓に陥って、高度の腹水でおなかが膨れた発展途上国の子どもたちの映像

図3-1　累積死亡率とタンパク・エネルギー栄養障害（PEM）

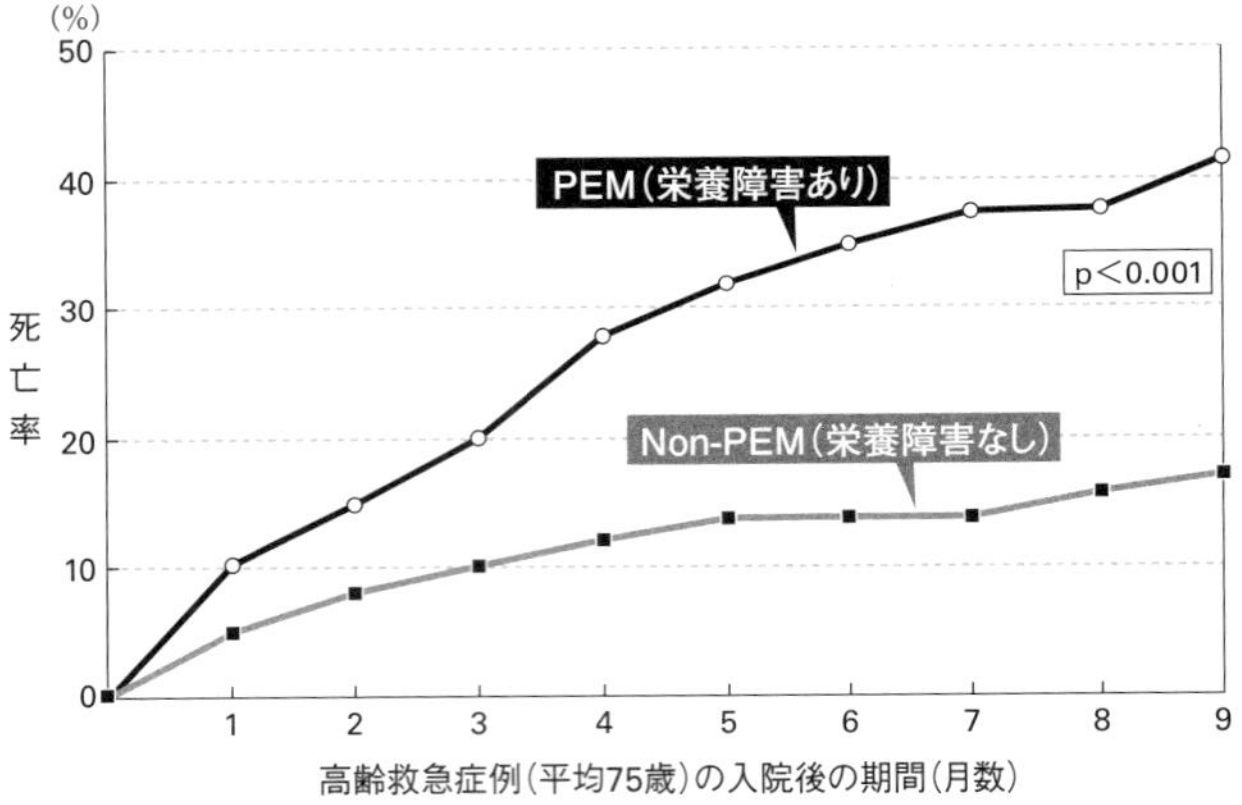

出所：Cederholm T, et al. Am J Med 98:67-74, 1995

を見たことがあると思いますが、クワシオコルとはまさにあの状態です。

高齢者がケガをしたり、急性の病気になったりすると、マラスムスにクワシオコルが重なります。ただでさえ栄養状態が悪いところへ、さらにタンパク質の喪失が重なって、重度の栄養障害に陥るわけで、こうなると死亡する危険性が高くなってしまいます。救急搬送された高齢者の累積死亡率を見ると、もともとＰＥＭがあるかどうかで、大きく差が開きます。ＰＥＭがない場合は、時間が経っても累積死亡率はさほど上昇しませんが、ＰＥＭがあると急激に上昇していくのです。つまり、亡くなる人が増え続けるということで、救急搬送されて治療を受けても、回復することが難しいのです。

肥満と低体重、どちらを気にすればいいのか?

マラスムスに陥った高齢者はやせていきますが、残念ながら本人も周囲の人たちも、それをあまり気にしないことが多いようです。というのも、「メタボリックシンドロームに注意しないといけない」「太るのはよくない」と言われ続けているために、太ることばかりを気にして、やせることとの問題には気がついていないのです。

確かに、年を取るにつれて代謝が落ちますから、中高年になっても若い頃と同じような食生活を続けていると太っていきます。それを放っておくとインスリン不足になって、糖尿の気が出てきます。高血圧も起こってきて、動脈硬化をきたしたり、臓器の血流障害をきたしたりします。メタボリックシンドローム(内臓脂肪型肥満に高血圧、高血糖、脂質異常のうち二つ以上を併せ持つ状態)を放置すると、動脈硬化や糖尿病、脳卒中や心筋梗塞などを発症する危険性が高くなりますから、60代ぐらいまでは太ることに注意が必要なのです。ただし70代以降は、むしろやせることに注意が必要です。

では、いったい体重がどの程度ならば肥満で、どの程度ならばやせているのでしょうか?

図3-2　BMIと死亡率

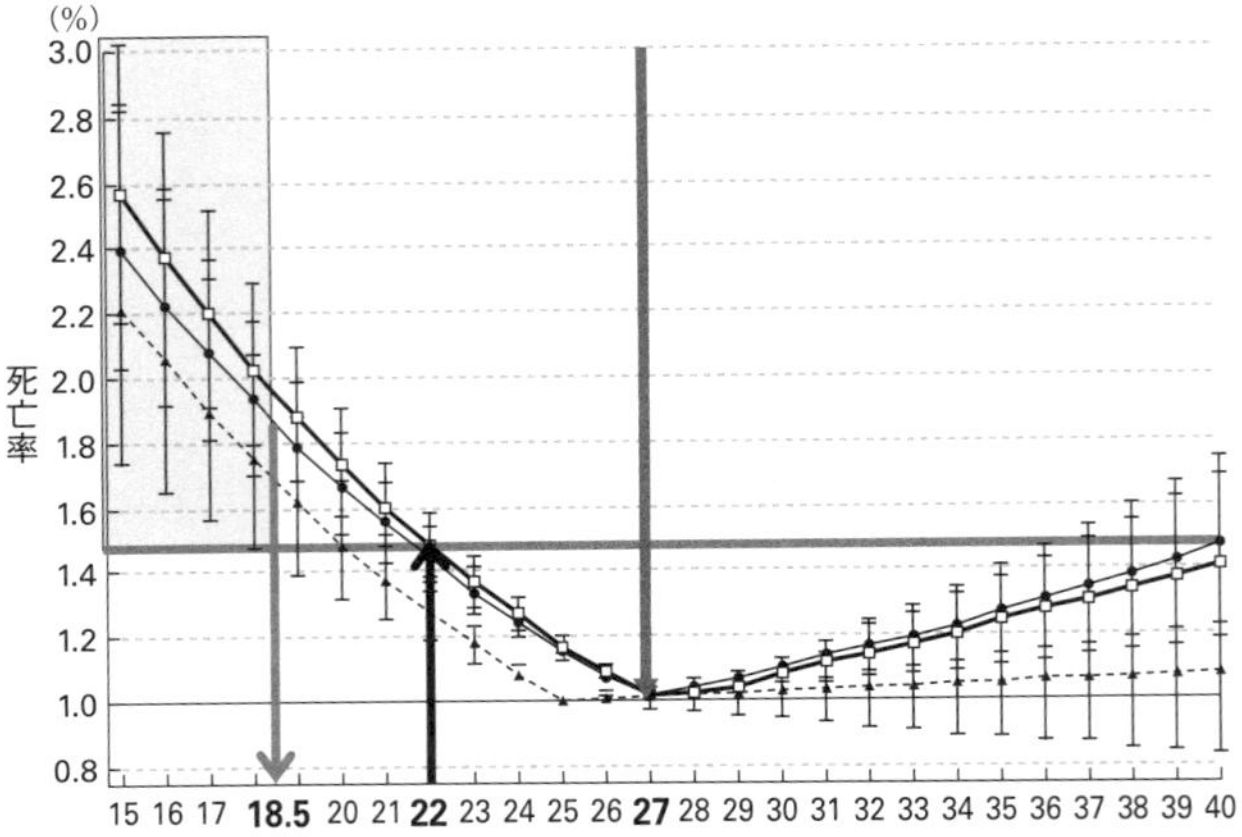

出所：Al Snih S et al. Arch Int Med 2007;167:774-780

その基準になるのが「ＢＭＩ（Body Mass Index）」です。ＢＭＩは体格を表す指標として広く用いられていて、この数値が肥満ややせの目安になっています。以下の数式で簡単に出せますから、ご自分のＢＭＩを計算してみてください。

ＢＭＩ＝体重（kg）÷身長（m）÷身長（m）

たとえば、体重が60kgで身長が160cmの人は、「60÷1.6÷1.6＝23.4」で、ＢＭＩ23・4です。

日本では、ＢＭＩが25以上を肥満、18・5未満を低体重（やせ）、22が理想体重とされてきました。男女ともにＢＭＩ22が、高血圧、高血糖、脂質異常を発症する率が最も低いとされてきたのです。ただし近頃は、24が最も低いというデータが出て、若干変わってきています。

世界的に見ると、理想体重はもっと重くて、ＢＭＩ27の人が最も長生きだというデータが出ています。ただ、欧米人とアジア人ではもともと体格が違いますから、27という数字をそのまま日本人に当てはめることはできないでしょう。ところが、世界各国に共通していえることが、一つだけあります。どの国のデータでも、18・5を切ると急激に死亡率が上がっていくのです。やせていると、短命なのです。

糖尿病や脳卒中、心筋梗塞などの発症率は、太っている人のほうが高いのは事実です。しかし、病気になったとき生き残る確率は、太っている人のほうが高いのです。これを「オベシティ・パラドックス（obesity paradox：肥満の逆説）」と呼びます。事実、ぽっちゃりとふくよかな瀬戸内寂聴《せとうちじゃくちょう》さんは、92歳で胆嚢がんの摘出手術を受けましたが、闘病生活とリハビリを乗り切ってみごとに復帰。小説を発表するまでに回復しました。

骨格筋と骨量を増やす

ＢＭＩが18・5を切ると死亡率が急激に上がるわけですが、日本人の80歳以上のＢＭＩは、ほとんどが18・5近辺に集約されています。つまり、ひとたび何かが起これば危ない状態なのです。ただ、ＢＭＩが下がってくるのはたいてい70代になってからですから、70歳を過ぎたらやせないように気をつけることで、マラスムスを予防することができます。

とはいえ、ただカロリーを摂るだけではいけません。「サルコペニック・オベシティ(sarcopenic obesity：筋肉減少性肥満)」と呼ばれる状態、つまり外見は太っているけれども筋肉量が減っている人がいるのです。サルコペニアとは骨格筋、すなわち身体を動かすための筋肉が減り、それに伴って筋力または身体機能が低下した状態ですが、やせている人だけでなく太っている人でも、このような状態になっていることがあるのです。欧米ではこのような人々が多く、前述したＢＭＩが明確な指標とならない場合があります。

サルコペニアになると自分で動くことができなくなり、気持ちが落ち込んで、しだいに生きる意欲が失われていきます。がんによって筋肉が細り、サルコペニアになることは先に述べましたが、同じことが加齢によっても起こるのです。したがって、やせていないからと安心していてはいけません。見た目がどうかではなく、筋肉量が充分にあるかどうかが問題なのです。

サルコペニアを防ぐには、まず充分にタンパク質を摂ることが大事です。肉や魚をしっかり食べてタンパク質を補い、野菜や海藻なども食べてビタミンやミネラルも摂ります。高齢者の中には、ご飯と漬け物だけとか、菓子パンだけという食事の人がいますが、それではあっという間に栄養障害に陥り、サルコペニアになってしまいます。先に述べたインナーパワーは、BCAA、コエンザイムQ10、亜鉛のほかビタミンB_1などを多く含み、がん患者だけでなく高齢化に伴うサルコペニアの予防や改善にも有効です。

食事に加えて大事なのが、運動です。筋肉をつけるには、ただタンパク質を摂るだけではダメで、重力に逆らって立つ、歩く、動く、といったことが非常に重要です。タンパク質を摂っても、負荷をかけないと筋肉があまりつかないのです。栄養をしっかり摂りながら運動することで、タンパク質の貯蔵庫である筋肉を太くすることができます。

高齢者の場合、動けなくなる原因としてもう一つ気をつけなければいけないのが、骨粗《こつそ》鬆症《しょうしょう》です。骨粗鬆症とは、骨のカルシウムが減って、骨がスカスカになってしまった状態です。

私たちの身体の中では、常に古い骨を溶かして新しい骨を作るという「骨代謝」が行われています。古い骨を溶かす「破骨細胞」と、新しい骨を作る「骨芽細胞」がバランスよく働くことで、骨は少しずつ生まれ変わっているのです。ところが、何らかの理由で血液中のカルシウムが不足すると、破骨細胞がどんどん骨を溶かして血中に供給するため、骨を作る速度が追いつきません。その結果、しだいに骨がスカスカになっていくのです。

なぜそのようなことが起こるかというと、カルシウムは骨や歯を作るだけでなく、脳や神経の情報伝達、心臓をはじめとする筋肉の収縮、ホルモンの分泌など、いくつもの重要な役割を担っているからです。血中のカルシウム濃度が下がると、それらの働きがうまくいかなくなって命の危険があるために、私たちの身体は、カルシウムの貯蔵庫である骨を溶かしてカルシウムを供給するのです。

カルシウム不足は、主に摂取量が少ないことによって生じます。カルシウムは体内で作れないため、毎日の食事から摂るしかないのですが、必要充分な量を摂れている人は少ないのが現状です。しかも、骨がスカスカになるのを防ぐには、カルシウムだけを摂ればいいわけではありません。

カルシウムは単体では吸収されにくく、カルシウムを運搬する働きのあるビタミンDをいっしょに摂ることによって、初めて吸収されやすくなります。したがって、カルシウムとビタミンＤがともに含まれている乳製品を摂ったり、小魚などを食べて日光を浴び、皮膚でビタミンＤを作ったりすることが大事です。

また、ビタミンＤは脂溶性ビタミンですから、脂質系の栄養素を摂らないと欠乏します。具体的には、ビタミンＤはイワシやカツオ、マグロなどの青魚や、鮭などに多く含まれています。脂ののった旬のイワシやカツオなどを食べれば、ビタミンＤをたっぷり摂ることができるのです。

さらに、骨粗鬆症の場合もサルコペニアと同様に、重力に逆らって動くことが大事です。欧米では、よく「牛乳を飲んで歩こう」といいます。牛乳にはカルシウム、ビタミンＤ、タンパク質などが豊富に含まれていますから、牛乳を飲んで歩けば、サルコペニア予防と骨粗鬆症予防が一度にできます。ただ、気をつけなければいけないことが一つあります。カルシウムは、摂りすぎると消化性潰瘍や腎結石、胆嚢《たんのう》結石などになりやすいのです。牛乳や食事から摂る分には大丈夫ですが、サプリメントを利用する場合には、医師や薬剤師に相談したほうがいいでしょう。

高齢者は、「身体がだるい」「手足がだるい」あるいは「腰が痛い」「関節が痛い」といった訴えをすることがよくあります。神経痛のようにも思えるのですが、よく話を聞いてみると、筋力が弱っていくときのだるさだったり、骨量が減っていくときの痛さだったりすることが往々にしてあります。だるさや痛みの中に、サルコペニアや骨粗鬆症が隠れているのです。それに気づかずに痛み止めを飲んだりすると、発見が遅くなり、状態が悪化することがありますから、その点にも注意が必要です。

(2) 退院後の栄養をどうするか

回復しないまま退院して、栄養障害が進んで再入院

今は在院日数がどんどん短縮化していて、体調が回復しないまま退院せざるを得ない人が大勢います。その背景には、入院日数が14日間以内だと診療報酬点数がたくさん追加されるとか、入院が平均在院日数を超えると診療報酬点数が下がるといった制度上の問題があるのですが、困るのは患者です。特に高齢者は老老介護や一人暮らしの人も多く、家に帰っても食事をきちんと摂れないケースが多々あります。回復するにはタンパク質とエネルギーを充

図3-3　身体のエネルギーと免疫力との相関

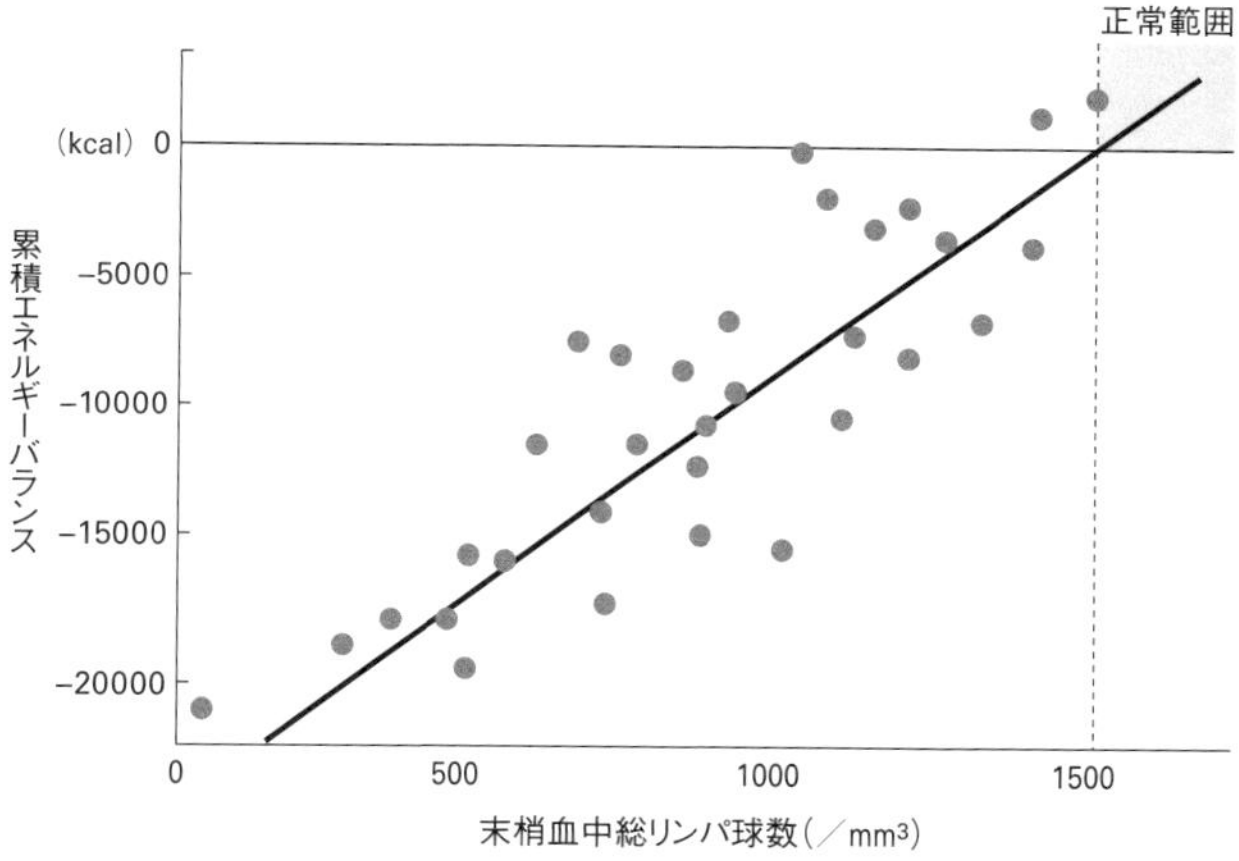

分に摂り、微量元素にも気を配らなければなりませんが、それができないのです。

そのため、いったんは退院しても病状が悪化したり感染症にかかったりして、あっという間に再入院ということが珍しくありません。入院中の栄養管理が適切だった場合はまだいいのですが、入院中の栄養管理がいい加減だった場合は、退院した時点で「累積エネルギーバランス」がマイナス何千kcalにもなっています。累積エネルギーバランスとは、エネルギー消費量と投与量の差を足していったもので、マイナスの程度に比例してリンパ球の数が低下し、免疫力が落ちていきます。

それなのに、「お粥が食べられるようになったから大丈夫」といった甘い認識で退院させられると、重度の栄養障害に陥ってしまうのです。

がんなどの病気では、退院後も通院しながら治療を受けることがありますが、そのようなケースではなおさらです。医師の中には「抗がん剤治療をしている間は仕方ないね。終われば食欲が戻るから、今は我慢してね」などと言う人がいますが、とんでもありません。その間に累積エネルギーバランスは、どんどんマイナスになっていきます。

そのような事態を防ぐには、飲める人には栄養剤を飲んでもらい、飲めない人には点滴をするなどして、きちんと栄養管理を行う必要があります。栄養を摂ることは、医療行為なのです。アメリカでは、医師も患者も栄養を摂ることが医療行為だとわかっていますから、たとえば管理栄養士から「この人は1日300kcal不足しています」と言われれば、医師は処方箋を書いて栄養剤を出します。患者も、飲みたくなくてもそれを飲みます。ところが日本では、医師も患者も退院後の栄養の重要性に気づいていないことが多いのです。

病院外のシステム作りが、高齢社会を幸せに生きるカギ

退院してからの高齢者の生活を支えるには、まず、医療関係者が栄養の重要性に気づく必要があります。さらに、医療機関と高齢者の生活をつなぐシステムが必要です。私たち病院

のスタッフがサポートするのはもちろん、在宅医療や看護をはじめ、ケアワーカーや薬局、ご近所など、地域の力も借りてサポートする。そのようなシステムがあって初めて、医療行為が完遂できるのです。

栄養がよくなれば、免疫機能も上がって病気になりにくくなりますし、体力がついて活動的にもなります。いきいきと生活を楽しむことができますし、たとえ病気になっても上手に乗り越えることができるのです。

(3) アンチエイジングと栄養

老化の最大の原因は「酸化」

老いと栄養について考えるとき、もう一つ外せないのが、栄養による「アンチエイジング」です。老いを拒否したり、無理に若く見せたりするのではなく、不足する栄養を補うことで身体をよい状態にし、心もいきいきとさせて、内側から若々しくなるのが、私の考えるアンチエイジングです。

アンチエイジングの前提には「老化」がありますが、あなたにとって老化とは、どのようなことをさすでしょうか。白髪が出たり、シワができたりすることでしょうか。それとも、物忘れが増えたり、身体が思うように動かなくなったりすることでしょうか？

老化とは、生物学的に見れば、細胞が再生しなくなることです。細胞が再生しないとは、すなわち細胞の死ですが、細胞の死には2種類あります。遺伝子によって規定された細胞死「アポトーシス」と、細胞内外の環境の悪化によって起こる壊死「ネクローシス」です。

人は最長でも125歳までしか生きられないといわれていますが、それは遺伝子に、細胞が再成しなくなる遺伝情報が組み込まれているからだとされています。要するに、細胞がアポトーシスしてしまうためで、私たちの身体を形作っている60兆個の細胞は日々破壊と再生を繰り返していますが、それができなくなるのです。

残念ながらアポトーシスについては、どの遺伝子が仕組みを担っているか解明されていません。それがわかれば不老不死が現実のものとなりますから、ノーベル賞どころではないでしょう。この社会そのものが根底から変わってしまう可能性があります。ただし、もう一方のネクローシスについては、最大の要因が「酸化」であることがわかっています。

私たちは、酸化の元である酸素を取り込むことで生きています。呼吸によって肺から取り込まれた酸素は、血液に乗って全身の細胞に運ばれ、糖を代謝してエネルギーを作り出すために使われます。このような、酸素を使って糖を代謝し、エネルギーを作り出す仕組みが「好気性解糖」です。

私たちが生きていくには酸素を取り込まざるを得ないわけですが、困ったことに酸素は、周囲の物質を酸化します。特に、取り込んだ酸素のうちの一部が変化してできる「活性酸素」は、酸化力が非常に強く、細胞を次々に破壊していきます。そのため、外部から入ってきた細菌などを殺す役目を果たすのですが、その力が自分にも作用してしまいます。

具体的には、遺伝子が酸化すれば細胞ががん化したり壊死したりしますし、細胞膜を形作っている脂質が酸化すれば、細胞が破壊されます。細胞が破壊されると、中にあった消化酵素やサイトカインが流出し、炎症が起こります。炎症が広範囲にわたれば、組織や臓器が破壊されるのです。

活性酸素は、私たちが呼吸をしている限り一定の割合で作られますが、紫外線や車の排気ガス、タバコ、お酒、ストレスなどの影響によって、その量が増大します。また、身体にいいはずの運動も、やりすぎると活性酸素を増やしてしまいます。

それでも、活性酸素を分解して無毒化する抗酸化酵素のＳＯＤ（Superoxide Dismutase：

図3-4　アンチエイジングと栄養素

老化を防ぐには	有効な栄養素
抗酸化物質を摂って細胞の酸化を防ぐ（スカベンジ）	ビタミンA、C、E、コエンザイムQ10、亜鉛
代謝で乳酸がつくられる「嫌気性解糖」ではなく、乳酸をピルビン酸に戻す「好気性解糖」を促す	ビタミンB_1、BCAA、クエン酸
栄養素が体内に行きわたるよう、血流量を増やす	ビタミンA、C、E、アルギニン、グルタミン

スーパーオキサイドディスムターゼ）やカタラーゼの働きが活発なうちは、身体はさほど老化しません。ところが40歳を過ぎる頃から、その活性が落ちると考えられているのです。つまり、中高年になると抗酸化酵素の活性が落ちて細胞の酸化と壊死が進み、老化するというわけです。

　細胞の酸化を防ぐには、外から抗酸化物質を摂ることが大事です。抗酸化物質にはビタミンA、C、Eやコエンザイム Q10などがあり、ビタミンA、C、Eは3種類いっしょに摂る必要があります。抗酸化物質には、酸化されてできた過酸化物から酸素を取り除く働きがあり、たとえばH_2O_2（過酸化水素）からO（酸素）を取って、H_2O（水）という無害な物質に変えることができます。アンチエイジングの基本はこれで、この働きを「スカベンジ（scavenge：掃除する）」と呼びます。

　また、嫌気性解糖の過程で出る老廃物・乳酸は、身体の組織を酸化します。運動をやりすぎるとよくないのは、激しい運動をすると酸素の供給が追いつかず、嫌気性解糖が行われて乳酸ができるためなのです。これに対しては、乳酸をピルビン酸に戻す働きをするBCAAやクエン酸が有効ですし、好気性解糖を活性化するビタミンB_1も大事です。

ただし、いくら栄養素を投与しても、それを血流に乗せて流すことができなければ効果が出ません。血流のコントロールには心臓そのものの働きも大事ですが、血管も大切で、血管を拡張させて血流量を増やす働きをするのが一酸化窒素です。

一酸化窒素は、平常時はあまり作られませんが、炎症が起こったりするとアルギニンを代謝して作られます。アルギニンから一酸化窒素が作られて血管が広がったところへ、ビタミンA、C、Eをポンと入れると、瞬時に炎症が消えるのです。

ところが一酸化窒素は諸刃の剣で、酸化の度合いが強いと、一酸化窒素自体が酸化されて二酸化窒素になってしまうことがあります。二酸化窒素は大気汚染の原因物質の一つであることからもわかるとおり、これ自体が相手を酸化させる有害物質です。そのため、アルギニンの投与が勧められるのは炎症の初期、または回復期の酸化度合いが軽い時期で、重度のときにはあまり投与しないほうがいいのです。

とはいえ、アンチエイジングという目的においては、細胞増殖を促す働きのあるアルギニンと、アルギニンの元になるグルタミンは有効です。グルタミンとアルギニンは体内で作られますから必須アミノ酸ではありませんが、炎症などがあると大量に使われてしまうために不足しがちで、外から補ったほうがいいのです。

五感を働かせ、人と触れ合って刺激を受ける

栄養状態は、身体の内側だけでなく、外側にも影響を及ぼします。たとえば、髪の毛の量を気にする男性は大勢いますが、髪の毛の量は栄養に影響されます。

まず、髪の毛はケラチンというタンパク質の一種でできていますから、タンパク質が不足すると抜けます。もちろん、毛根の細胞が酸化することによっても抜けます。さらに、血流障害によっても抜けます。したがって、髪の毛の量を気にするのであれば、タンパク質や抗酸化物質、アルギニンなどを摂るといいわけです。

ついでに言うと、髪の毛は朝の3時から9時の間に伸び、毛孔がゆるむことから、その時間帯にシャンプーはしないほうがいいでしょう。もし洗うなら、刺激を避けるためにシャン

プーやコンディショナーはごく少量にして、毛根もガシガシ洗わないようにします。毛根は、生え変わりのない夜の時間帯に、血流がよくなるようにマッサージしながら、きれいに洗います。

髪はストレスによっても抜けます。ストレスがあると、ステロイドホルモンなどが分泌されて、血糖値が変動したり血圧が変動したりします。すると、血管が収縮して毛根に血液がいかなくなり、髪の毛が抜けるのです。それを防ぐには、ストレスを和らげる作用のあるアミノ酸の一種、テアニンがよいといわれています。テアニンはお茶に含まれていますから、お茶を飲んでリラックスすることが、抜け毛予防につながるわけです。

白髪やシワ、脳や身体の働きなども、もちろん栄養とかかわっています。これらすべてを若々しく保つには、バランスのよい食事を摂ることが大事ですが、もう一つ大事なことがあります。刺激を受けることです。

きれいな景色を見たり、いい音楽を聴いたり、おいしそうな匂いをかいだりして、五感に刺激を受ける。あるいは友だちや異性に会って、心に刺激を受ける。するとホルモンが分泌されて、代謝のリズムが変わるのです。ですから私たちも、植物を鑑賞できるように病院の中に花壇を作ったり、入院患者が互いに触れ合えるようにコミュニティルームを作ったり催し物をしたりと、さまざまな工夫を凝らしています。毎日が平坦であったら、いくら栄養管理をしても人はいきいきと生きられないのです。

以前、「好きな異性に会うと、なんとなく若い頃のムズムズした感覚がある」と言っていた男性がいました。かなり高齢の人でしたが、それは決して変なことではなく、当たり前のことですし、大事なことです。気持ちが高まれば、血糖値が上がったり脈拍が上がったりします。そうなると、皮膚の代謝がよくなりますし、血行もよくなって頬が赤みを帯びます。好きな異性がいることで、心と身体が若々しくなり、その結果、外見も若々しくなるのです。

アンチエイジングとは、一つ何かをすれば実現できるというものではありません。栄養、運動、環境、五感への刺激や人とのふれあいなど、さまざまな要素が絡んでいます。趣味を追求したいとか、旅行に行きたい、おいしいものを食べたいといった欲を持つことも大事です。「もう年だから」と閉じこもってしまわずに、外に出て行くことも大事だし、それをサポートできる社会を作ることも大事です。

そして、それらさまざまなことのベースにあるのが栄養です。身体の中も外も心も若々しく、最後までいきいきと生き、生き切るために欠かせないのが栄養であり、栄養障害をなくすことなのです。

第4章

栄養についてもっと知る

（1）食べた物は体内にどう取りこまれるのか

消化管は外界とつながっている

私たちは外から栄養を取り入れて、それを細かく分解して吸収し、活動するためのエネルギーにしたり、細胞の再生や修復のために使ったりして生きています。この消化・吸収・代謝の仕組みを深く知れば知るほど、「人の身体は、なんと精妙にできているのだろう！」と私は感動を覚えるのですが、「難しい」と敬遠する人も少なくありません。確かに、私たちの身体の中で起こっている生化学反応は、さまざまな要素が複雑に絡み合っていて、一筋縄ではいきません。けれども、基本を押さえておくと自分の身体に起こっていることが理解しやすくなりますから、ここで簡単に説明しておきましょう。

通常、私たちが栄養を取り入れるのは口からです。口に入った食べ物は歯で咀嚼され、細かく砕かれます。すると唾液腺から唾液が分泌されて、唾液に含まれるアミラーゼという消化酵素によって、デンプンの消化が始まります。口は外界からの入り口であると同時に、消化のスタート地点でもあるのです。

細かく砕かれた食べ物は、口腔から咽頭を経て食道へと送り込まれます。要するに飲み込まれるわけで、これを「嚥下」といいます。食べ物を飲み込むとき、私たちの喉には反射運動が起こって、鼻腔と気管に蓋がされます。鼻や気道に食べ物が入らないように、瞬時に反応するのですが、この反応がうまくいかないと誤嚥してしまうのです。

食道に入った食べ物は、食道の蠕動《ぜんどう》運動によって胃に運ばれます。食道は一見ただの管のように見えますが、食べ物が逆流しないように、ちゃんと働いているのです。逆立ちした状態でストローから水分を飲むことも可能です。無重力状態でも食事をすることが可能ともいえます。この働きによって無事に胃に送られた食べ物は、胃の収縮・弛緩運動によって胃酸や消化酵素と混ぜ合わされ、分解されていきます。たとえば、タンパク質は胃の中で消化酵素ペプシンと混ぜ合わされ、分子量の小さいペプチドに分解されます。

次が十二指腸です。十二指腸には膵臓と胆嚢がつながっていて、膵液と胆汁が分泌されます。膵液にはアルカリ性の重炭酸塩が含まれていて、強酸性の胃の中で酸性になった食べ物を中和します。膵液にはさらに、タンパク質、脂質、糖質をそれぞれ分解する酵素も含まれていて、これらをより小さな分子に分解します。胆汁には消化酵素は含まれていませんが、脂質を分解されやすい性質に変える働きをします。酵素による消化という意味では、膵液と胆汁が分泌される十二指腸が、消化の中心なのです。

十二指腸を過ぎると、いよいよ小腸です。小腸の粘膜は輪状ヒダになっていて、ヒダの表面には「絨毛」と呼ばれる突起があり、絨毛にはさらに「微絨毛」と呼ばれるごく細かい突起があります。いわば三重構造になっているわけで、そのため小腸粘膜の面積は、標準体型の成人男性ではテニスコート1面分にも匹敵するといわれています。

小腸は吸収の中心で、微絨毛のある粘膜「絨毛上皮《じゅうもうじょうひ》」から栄養素が吸収されます。ところが、栄養素が小腸にたどり着いた段階では、まだ分子が大きすぎて吸収できないのです。そこで、微絨毛にある酵素が働いてさらに消化され、ようやく栄養素は粘膜から吸収できるサイズにまで分解されます。

小腸で栄養素が吸収されたあとの残りカスは、大腸へと進みます。大腸には輪状ヒダや絨毛はなく、栄養素はほとんど吸収されません。大腸の主な働きは、残りカスから水分やミネラルを吸収することです。こう言うと、何だか大腸の働きなんて大したことがないように思えますが、そんなことはありません。大腸の中には膨大な量の腸内細菌がいます。その量は、大腸内の糞便1g中に約100種類、1000億個以上といわれているほどで、これら腸内の常在細菌は、ビタミンB群やビタミンKを合成するなどさまざまな働きをしているのです。

また、〝残りカス〟というのも失礼な言い方で、小腸で栄養を吸収されたあとに残る食物繊維などは、腸内細菌によって有機酸に変わり、大腸粘膜のエネルギー源になります。さらに、大腸の中を酸性に保つことで、有害な細菌の増殖を抑える働きもしているのです。

ところで、口から肛門までの消化管は、身体の内部にありながら、外界に開かれています。口から食べ物を取り込むということは、細菌やウイルス、カビなどの有害な微生物を、外界から体内に入れるということでもあるのです。したがって、消化管にはさまざまなバリア機能、すなわち免疫機能が備わっています。

まず口には、「扁桃《へんとう》」と呼ばれるリンパ器官がいくつかあって、リンパ球（免疫細胞の一種）を出して細菌やウイルスの侵入を防いでいます。胃では、強酸性の胃液によって、細菌などの微生物を殺します。小腸は免疫システムの中心で、全身のリンパ球の60～70％が小腸の粘膜に集まっているといわれています。また、小腸で作られた抗体（異物の特徴を覚えた免疫細胞）は、小腸内で働くだけでなく、血流に乗って運ばれ、全身で働きます。

消化管は、栄養を身体に取り込むと同時に、異物を排除する役目も果たしているのです。

糖質の消化・吸収・代謝

次に、三大栄養素のうち糖質の消化・吸収・代謝の仕組みを見ていきましょう。
糖質は、蔗糖《しょとう》やデンプンなどに含まれる栄養素で、炭水化物とも呼ばれます。炭水化物というと、ご飯やパン、麺類などをさすと思われがちですが、サトウキビや砂糖大根から作られる砂糖（蔗糖）も炭水化物なのです。

糖質は分子の大きさによって「多糖類」「二糖類」「単糖類」に分類されます。多糖類は、糖の分子がたくさんつながった大きな糖で、穀物のデンプンなどはここに含まれます。二糖類は、糖の分子が二つつながった糖で、蔗糖、麦芽糖、乳糖などがここに含まれます。単糖類は、糖の分子が一つだけの糖で、ブドウ糖や果糖などがここに含まれます。

多糖類や二糖類は分子が大きすぎて粘膜を通り抜けられないため、私たちが小腸の粘膜から体内に吸収できるのは単糖類だけです。したがって、「糖の消化」といった場合は、多糖類や二糖類を単糖類に分解することを意味します。

糖質の最大の役目はエネルギーを作り出すことで、その中心となるのがブドウ糖です。ブドウ糖は私たちの身体の主なエネルギー源であり、脳神経や赤血球にとっては、唯一のエネルギー源でもあります。ただし、体内に取り込んだブドウ糖のうち、エネルギー源として使われるのは半分で、残りの半分は酵素や核酸の合成などに使われます。

小腸から吸収されたブドウ糖は、「門脈《もんみゃく》」を経て肝臓に入ります。門脈とは、胃や小腸などの消化管から吸収した栄養素や代謝産物を集めて、直接肝臓に運ぶための特別な血管です。消化管から吸収されたものが、なぜ通常の血管ではなく門脈に入るかというと、栄養素や有害物質がそのまま血流に乗って体内を巡り、過剰に利用されたり身体を障害したりするのを防ぐため。門脈を通していったん肝臓に入れることで、栄養素を代謝したり貯蔵したりし、有害物質は無毒化して、そのうえで血液を肝静脈から心臓に戻すのです。

肝臓に入ったブドウ糖は、膵臓から分泌されたインスリンの働きで、肝臓の細胞内に取り込まれます。そして、エネルギー源として解糖系に入って代謝され、さらにＴＣＡサイクルに入って代謝され、エネルギー通貨であるＡＴＰへと姿を変えます（41ページ　図１‐２参照）。また、血流に乗って筋肉にたどり着いたブドウ糖は、やはり細胞内でエネルギー源として利用され、余った分は合成されてグリコーゲンになり、筋肉に貯蔵されます。

肝臓に入ったブドウ糖も、余った分はグリコーゲンに合成されて貯蔵されます。そして、血中のブドウ糖が減少する、すなわち血糖値が下がると、肝臓や筋肉にあるグリコーゲンが分解されてブドウ糖になり、血液中に放出されるのです。

とはいっても、肝臓や筋肉に貯蔵できるグリコーゲンの量は、限られています。そのため糖質を摂りすぎると、大量に余った糖質は合成されて脂肪酸になり、脂質として肝臓や脂肪組織に貯蔵されます。ご飯や甘いものをたくさん食べると太るのは、余った糖質が代謝されて脂肪になり、蓄積されるからなのです。

タンパク質の消化・吸収・代謝

タンパク質は、私たちの身体を作っている有機化合物（炭素を含む化合物）の半分以上を占める重要な物質です。構造的には、アミノ酸と呼ばれる小さな分子が鎖状に結合した大きな分子がタンパク質で、タンパク質が消化されるとは、鎖が切れてアミノ酸に分解されることをさします。

肉や魚、あるいは豆などに含まれるタンパク質は、まず胃の中で、タンパク質分解酵素であるペプシンによって消化され、分子量の小さいプロテオースやペプトンになります。次の十二指腸では、膵液に含まれるタンパク質分解酵素によって、さらに小さな分子であるオリゴペプチド（アミノ酸が10個程度結合したもの）、ジペプチド（アミノ酸が2個結合したもの）、アミノ酸などに消化されます。そして、小腸でアミノ酸やジペプチド、トリペプチド（アミノ酸が３個結合したもの）に消化されて絨毛上皮細胞に取り込まれ、細胞内でアミノ酸に分解されて門脈から肝臓へと入ります。

アミノ酸には、体内で合成できない必須アミノ酸と、体内で合成できる非必須アミノ酸があります。必須アミノ酸は、これまでに何度も出てきたＢＣＡＡのバリン、ロイシン、イソロイシンをはじめ、９種類あります。また、アルギニンとグルタミンは非必須アミノ酸ですが、炎症があったりすると大量に使われてしまうため、外から補う必要があります。

タンパク質の最大の役目は、生命維持に必要なさまざまな機能を担うことです。私たちの体内で起こる生化学反応は、酵素やホルモン、サイトカイン、免疫細胞などが担っていますが、そのほとんどがタンパク質でできているのです。そのためタンパク質が不足すると、身体の機能がうまく働かなくなってしまいます。

タンパク質の元であるアミノ酸は、その多くが骨格筋に貯蔵されています。また、血液中にもアルブミンとして貯蔵されています。したがって、ケガや病気、手術などの侵襲を受けて、回復のために大量のタンパク質が必要になると、骨格筋のアミノ酸や血中アルブミンが動員されます。このとき適切な栄養管理がなされないと、筋肉が細ってしまったり、アルブミン不足で血管内に水分を保持できなくなって、腹水や浮腫が出たりするのです。

アミノ酸は構造の中に窒素分子を持っていますが、窒素分子が外れると糖質になるため、糖質が足りないと分解されてエネルギー源としても利用されます。糖質が体内に充分あれば、必要なエネルギーはブドウ糖の代謝によってまかなわれますから、アミノ酸がエネルギー生産に回されることはありません。アミノ酸からタンパク質を合成する際に必要なエネルギーも、ブドウ糖の代謝でまかなわれます。

ところが糖質が足りないと、アミノ酸がエネルギー生産に回されます。タンパク質の合成量が減って筋肉が細り、筋肉のアミノ酸が使われてさらに筋肉が細り……という悪循環に陥ってしまうのです。その結果引き起こされるのが、ＰＥＭです。

脂質の消化・吸収・代謝

脂質には、中性脂肪やリン脂質などさまざまな種類がありますが、食物中の脂肪の98～99％は中性脂肪です。脂質は主にエネルギー源として使われ、糖質やタンパク質が１ｇあたり４kcal のエネルギーを生むのに対して、脂質は１ｇあたり９kcal と非常に効率がいいのが特徴です。また、脂質は細胞膜やホルモン、プロスタグランジンなどを作る材料としても使われます。プロスタグランジンは、血管や気管支、子宮などの拡張と収縮を促す生理活性物質です。

脂質も糖質やタンパク質と同様、吸収するには小さく分解する必要がありますが、水溶性でないために、小さくしてもそのままでは血液に溶けません。したがって脂質の消化とは、脂質を単に小さくするだけでなく、水溶性の物質に変えて取り込む過程なのです。

脂質の分解は主に十二指腸で行われます。胆汁に含まれる胆汁酸が脂肪を乳化することで、酵素が作用できるようになり、中性脂肪が脂肪酸などに分解されるのです。ここでできた脂肪酸などは、やはり水に溶けません。が、内側が親油性で外側が親水性の物質に取り囲まれること（ミセル化）で水溶性になり、その状態で小腸から吸収されます。

小腸から吸収された脂肪酸は、門脈経由で肝臓に行くものと、リンパ管に入ってから静脈に入り、全身に運ばれるものとに分かれます。全身に運ばれた脂肪酸はエネルギー源として利用されますが、糖質が充分にある場合は脂肪細胞に貯蔵されます。

脂質は、糖質やタンパク質の2倍以上のエネルギーを得られるうえに、代謝によって生じる二酸化炭素量がブドウ糖の7割程度で少ないという特徴があります。呼吸障害がある人のエネルギー源として脂質を多めにするのは、二酸化炭素の排出量が少なく、肺のガス交換の負荷が小さいためです。

また、脂質にも体内で合成できない必須脂肪酸があります。細胞膜やプロスタグランジンの材料になるリノール酸やα-リノレン酸がそれで、これが欠乏すると成長発育障害、皮膚病、免疫機能低下などの症状が現れます。

脂肪酸は、分子の形によってω3系、6系、9系の3種類に分かれますが。リノール酸はω6系、α-リノレン酸はω3系です。ω3系脂肪酸には、抗動脈硬化・抗血栓作用のあるEPAやDHAも含まれます。そのため、どうしてもω3系脂肪酸に注目が集まりがちですが、ω6系脂肪酸にも血管拡張作用などさまざまな働きがあります。欠乏症の害はω6系のほうが多彩で重篤化しやすいとされていますから、両者をバランスよく摂ることが大事なのです。

ビタミン、ミネラルの役割と代謝

ビタミンは、脂溶性ビタミンが4種類（A、D、E、K）、水溶性ビタミンが9種類（B_1、

B_2、B_6、B_{12}、C、葉酸、ナイアシン、パントテン酸、ビオチン）ありますが、いずれも体内ではほとんど合成されないため、食事などで摂る必要があります。ファストフードばかり食べていて野菜を摂らなかったりすると、ビタミン不足になってしまうのです。

ビタミンが欠乏すると、さまざまな障害が出ます。ビタミンの多くは、酵素が働く際に必要な「補酵素」として機能しているため、欠乏すると代謝がうまくいかなくなってしまうのです。

たとえばビタミンB_1は、糖の代謝にかかわる酵素に必須の補酵素で、欠乏すると糖が好気性解糖のサイクルに入れなくなって、嫌気性解糖に回されます。嫌気性解糖では乳酸が生じますから、血中の乳酸が増えて血液が酸性（アシドーシス）になります。血液が酸性になると、吐き気や腹痛、下痢、筋肉痛や過呼吸などの症状が出ます。しかも、重篤になると死に至ることもあります。臨床の現場では、進行性のアシドーシスにはまずビタミンB_1を注射するようにしています。ビタミンB_1は水溶性で、過剰投与による害がないからです。

ビタミンB_1欠乏ではさらに、脚気《かっけ》やウェルニッケ・コルサコフ症候群を発症することもあります。脚気は倦怠感や動悸・息切れなどが主な症状ですが、そのまま放置すると重篤化して、末梢神経障害や心不全を起こします。

ウェルニッケ・コルサコフ症候群は、ウェルニッケ脳症とその後遺症であるコルサコフ症候群のことで、ビタミンB_1欠乏によって、脳の中の視床など特異的な場所が障害されることで起こります。ウェルニッケ脳症では、眼球の運動がおかしくなったり、身体の動きが変になったり、意識障害が起こったりします。重くなると錯乱状態や低体温、昏睡などに至りますが、早めにビタミンB_1を投与すれば治ります。けれども、重篤化して後遺症が出てしまうと、記憶力や認知機能が低下して認知症になります。認知症の原因は、アルツハイマー病や脳血管障害だけではないのです。

ビタミンB_1欠乏は、飢餓やアルコール依存、偏食などによって起こりますが、過去には医療が原因で起こったこともありました。つわりのために食事ができず、長期にわたって点滴を受けていた女性が、点滴にビタミンB_1が入っていなかったために発症してしまったのです。私たち医療人は、このような事例に学び、二度と同じことが起こらないように、肝に銘じなければなりません。

ビタミンB_1以外では、ビタミンAが欠乏すると皮膚や粘膜が乾燥したり、視力が低下したりしますし、ビタミンCが欠乏すると壊血病《かいけつびょう》になります。壊血病は体内の各器官に出血が起こる病気で、16〜18世紀の大航海時代に、多くの船乗りがこれによって死んでいったことでも有名です。新鮮な野菜や果物を長期の航海で口にすることができず、ビタミンCが欠乏してしまったのです。また、ビタミンDが欠乏すると骨を作れなくなりますし、ビタミンEが欠乏すれば貧血になります。ビタミン欠乏の害を数え上げればきりがないというのが実態で、どのビタミンが欠乏しても何らかの障害が生じるのです。

ミネラルとは、有機物に含まれる４元素（炭素、水素、窒素、酸素）以外の元素のことで、「無機質」とも呼ばれます。地球上には約１００種類の元素がありますが、私たちの身体の中にあり、かつ栄養素として欠かせないとわかっているものは現在、次の16種類です。

ナトリウム、カリウム、カルシウム、マグネシウム、リン、鉄、亜鉛、銅、マンガン、ヨウ素、セレン、クロム、モリブデン、塩素、イオウ、コバルト

このうち、塩素、イオウ、コバルトの３種類を除く13種類については、厚生労働省が「日本人の食事摂取基準」として、１日の摂取量を定めています。ミネラルは、必要な量は少ないものの体内で作ることができないため、食事などから摂る必要があるのです。

また、ミネラルのうち1日の摂取量が100mg以下のものを「微量元素」と呼び、それ以上のものを「多量元素」と呼ぶこともあります。日本人の食事摂取基準のうち、微量元素は鉄、亜鉛、銅、マンガン、ヨウ素、セレン、クロム、モリブデンの8種類、多量元素はナトリウム、カリウム、カルシウム、マグネシウム、リンの5種類です。

ミネラルも、欠乏するとさまざまな障害が起こります。たとえば、カルシウムが不足すると骨粗鬆症になったり、脳や神経の情報伝達や筋肉の収縮がうまくいかなくなったりします。鉄が不足すると貧血になりますし、銅が不足しても貧血になります。鉄は鉄輸送タンパク質（トランスフェリン）と結合して酸素の運搬を行っているからですし、銅は鉄をヘモグロビンの合成に利用できる形に変えることで、造血作用にかかわっているからです。

亜鉛は300種類以上の酵素の補酵素として働いていて、免疫機能や傷の治癒、糖の代謝などさまざまな反応にかかわっていますし、コラーゲンなどの生成にもかかわっています。亜鉛欠乏症として知られているのは味覚障害ですが、それだけでなく、欠乏すると非常に多くの障害が起こるのです。

ただ、ビタミンやミネラルには欠乏症がある一方で、過剰症もあります。ビタミンでは、水溶性ビタミンは過剰に摂取しても尿として排出されるからいいのですが、脂溶性ビタミンには注意が必要です。たとえば、ビタミンＡは摂りすぎると疲労感や吐き気、頭痛、脱毛、皮膚の乾燥などが起こります。ビタミンＤは、摂りすぎると骨がもろくなったり、食欲不振や吐き気が起こったり、高カルシウム血症や尿毒症になったりします。

ミネラルでは、ナトリウムを摂りすぎると高血圧や脳卒中の原因になることはよく知られていますが、摂りすぎの害はほかのミネラルにもあります。亜鉛は、摂りすぎるとＨＤＬコレステロールが減少したり、免疫機能が低下したりします。セレンは、摂りすぎると肝硬変や脱毛、皮膚障害、吐き気や下痢、心筋症などを起こします。

ビタミンやミネラルでは、ここに挙げたもの以外でも欠乏症や過剰症が起こりますし、なかには適正な摂取量の幅が非常に狭いものもあります。したがって、サプリメントを利用する場合は、医師や薬剤師に相談したほうがいいでしょう。

(2) 栄養状態の善し悪しはどうやって見分ける?

栄養状態がいい人は見た目でわかる

栄養障害は、三大栄養素やビタミン、ミネラルなどの欠乏や過剰によって起こりますが、では、その人が栄養障害かどうかは、どのように決めるのでしょうか?

実は、私たちはみんな無意識のうちに、自分や周囲の人たちの栄養アセスメント(栄養評価)をしています。パッと見たときに、顔色がよくて、肌に張りがあって、筋肉がついていて、適度に脂肪ものっている。そんな人を「元気だ」と感じるわけで、確かにそういう人は、医学的な数値からも元気だという結果が出てきます。私たちの頭の中には、アセスメント項目が自然に備わっているのです。

臨床の現場でも、患者の栄養状態を判定する際の第一段階は、主観的な評価です。つまり、患者自身や家族、看護師らの主観に基づいた栄養評価です。とはいえ、「こう思う」というだけでは意味がありませんから、共通の評価方法を用います。現在、世界的に広く用いられているのが、簡単な問診とチェックシートによって患者の栄養状態を見る「SGA

(Subjective Global Assessment：主観的包括的栄養評価)」です。評価項目は、体重の変化、食事摂取量の変化、吐き気や下痢などの消化器症状、日常生活における活動状況、発熱や呼吸状態といった身体状況などです。

入院時にSGAを実施して「栄養障害あり」と判定された患者には、さらに「客観的栄養評価」を行います。客観的栄養評価では、体重減少の具体的な割合を見たり、皮下脂肪の厚さを身体計測によって調べたり、血液検査や尿検査をしたりします。これによって栄養障害の程度を判断し、栄養療法を行うかどうかと、その処方を決定するのです。また、手術を予定している患者に対しては術後の状態を推定したりもします。

血液検査では、主に以下のようなことを見ます。まず、これまでにも何度か登場した「血清アルブミン値」です。血中のアルブミンは栄養が不足すると減少するため、栄養状態の指標とされていますが、アルブミン値が下がる理由はいくつかあります。食事として摂る栄養が不足している場合が一つ。感染や炎症、褥瘡、手術などの侵襲があって、タンパク質の崩壊が進んでいる場合がもう一つ。さらに、糖尿病性腎症のように、アルブミンが尿に排出されてしまう場合もあります。また、アルブミンは肝臓で合成されるため、肝機能障害がある場合も血清アルブミン値が低下します。

ただし、アルブミンの半減期は21日のため、数値が反映しているのは3週間ほど前の栄養状態であって、今の栄養状態ではありません。そこで、直近の栄養状態を知るには、もっと半減期の短い物質を使う必要があります。それがRTP（Rapid Turnover Protein）です。

RTPは、その名のとおり代謝の速いタンパク質で、トランスフェリン（半減期7日）、プレアルブミン（同2日）、レチノール結合タンパク（同半日）があります。これらはいずれもアルブミンと同様、食事による栄養が不足しているときだけでなく、侵襲や肝機能障害があるときにも数値が下がります。

免疫機能を評価する指標としては、「総リンパ球数」があります。第3章で述べたように、累積エネルギーバランスがマイナスになると、それに比例して総リンパ球数も低下していくことがわかっています。つまり、栄養が不足すればするほど免疫機能が低下するということで、感染症にかかりやすくなってしまうのです。ただし、総リンパ球数は飢餓状態のときだけでなく、抗がん剤やステロイド、放射線などによっても低下します。

さらに、血液中にあるさまざまなアミノ酸の比率などによって代謝異常を調べる「血中アミノ酸分析」という検査もあります。代表的なものがBCAA（分岐鎖アミノ酸）とAAA（芳香族アミノ酸）の比で、通常は3・5：1程度の比率ですが、肝機能の障害度があると低下します。この仕組みについては140ページで述べましたが、実は、この仕組みを発見したのは私のシンシナティ大学時代の恩師、フィッシャー教授なのです。それでBCAAとAAAの比率は、彼の名を取って「フィッシャー比」と呼ばれています。とは言え、このフィッシャー比を最初に知ったとき、私が後に彼の元で研究をすることになろうとは、夢にも思いませんでしたが。

話が逸れましたが、尿検査では、尿中の窒素量が大事な指標です。タンパク質は、消化されてアミノ酸として吸収され、体内で再びタンパク質に合成されます。アミノ酸は構造に窒素を持ち、タンパク質合成に使われなかった場合は窒素を分離して糖質になるため、窒素が尿中に排泄されます。したがって、投与したタンパク質やアミノ酸に含まれる総窒素量と、排泄された総窒素量を比較すると、タンパク質の代謝状態がわかるのです。

このほかにも、血糖値や血中脂質などさまざまな検査項目がありますから、必要に応じて検査を実施し、客観的栄養アセスメントを行います。

栄養の投与しすぎで合併症が起こる!?

栄養療法は、栄養アセスメントを実施して、その人にどんな栄養が必要かを診断したうえで行いますが、気をつけなければならないことがあります。栄養障害を早く治したいと思うあまり、急に大量の栄養を投与すると、「リフィーディング・シンドローム（Refeeding syndrome：再栄養症候群）」という重い合併症を起こすことがあるのです。

長いこと飢餓状態にあると、エネルギーとタンパク質だけでなく、リン、カリウム、マグネシウム、ビタミンB_1などの主要なミネラルやビタミンも欠乏していきます。ところが、これらの血中濃度が下がると、身体の機能が維持できなくなってしまいます。そこで私たちの身体は、これらの栄養素を細胞内から血液中に放出して、血中濃度をある程度保つのです。

このような状態にあるときにエネルギー、すなわち糖を投与すると、一気にインスリンが分泌されて、血中の糖が細胞内に取り込まれます。同時に、糖の代謝に必要なリン、カリウム、マグネシウム、ビタミンB_1なども、血中から細胞内に取り込まれます。そのため血中濃度が急激に下がってしまい、さまざまな不調が起こるのです。

たとえばリンは、酵素の働きを活性化させたり、エネルギー通貨であるＡＴＰの一部としてエネルギー貯蔵にかかわったり、酸素とヘモグロビンの結合にかかわったり、腎臓における酸・アルカリのバランスにかかわったりと、非常に多くの大事な役目を果たしています。そのため、ただでさえ枯渇しかけているリンが血液から細胞内に動員され、消費されてしま

う と、心不全や呼吸不全、筋力低下、痙攣《けいれん》、昏睡など、身体中に重大な影響が出るのです。

　同様に、血中のカリウムが枯渇すれば不整脈や心停止が起こる危険性がありますし、マグネシウムが枯渇すれば、やはり不整脈などが起こる危険性があります。ビタミンB_1の場合は、先ほど述べた脚気やウェルニッケ・コルサコフ症候群を発症することがあります。

　さらに、糖を急激に投与すると高血糖になることもありますが、インスリンが一気に分泌されるために細胞内への糖の取り込みが進んで、低血糖になることもあります。糖を投与すればするほど低血糖になるというパラドックスが起こるのです。低血糖がひどくなれば、震《ふる》えや冷や汗、動悸などが起こり、最悪の場合は昏睡状態から死に至ることもあります。

　また、インスリンは腎臓でのナトリウムや水の分泌を抑えるため、尿の量が減って体液が増えます。尿の量が少ないからといって輸液の量を増やせば、体液がどんどん増えて、心不全や肺水腫を引き起こしてしまいます。

　このようなリフィーディング・シンドロームを防ぐには、焦らずにゆっくりと、少量から徐々にエネルギー量を上げていくことが重要です。さらに、エネルギーとタンパク質だけでなく、ミネラルやビタミンにも気を配ること、栄養状態のチェックをこまめにすることも大切です。

終章

食べて治す

病院食がまずいのはなぜか

「病院食はまずい」というのが定説です。実際に入院患者に聞いてみると、「まずい」と言う人が大勢いますし、もしもあなたが入院経験者ならば、やはりそう感じたのではないでしょうか。私も、ニンジンもジャガイモもインゲンも鶏肉もすべていっしょくたにミキサーにかけた、ドロドロの〝煮物〟を食べさせられている人を見たときには、正直なところため息が出ました。消化器系の手術を受けたりすると、このようなペースト状の食事から始まって、徐々に普通の食事へと移行していくわけですが、ただでさえ身体がつらいのに、これでは食欲がわくはずがないからです。

このような、いわゆるミキサー食がおいしくないのは当然ですが、それとは別に、普通食を食べている人の中にも「まずい」と言う人が大勢います。それで私は、その人たちに話を聞いてみたことがあるのです。すると、味覚障害があって味を感じないために、「まずい」と言う人が相当数いることがわかりました。栄養管理が医療だと思われていなかった時代には、亜鉛不足などで味覚障害を起こしていて味を感じないのに、誰もそれに気づいていないことが往々にしてあったのです。おそらくそれは、今でもあるのではないでしょうか。

ただ、病院食はおいしくない、という事実も確かにありました。その原因はいろいろあって、一つには塩分が少ないからです。また、配膳されたときにはすっかり冷めてしまっていたり、ご飯がパサパサだったりするということもあります。高齢者にとってはさらに、量が多すぎて見ただけで食欲が減退する、という問題もあります。

たとえば、私が赴任して間もない頃の鈴鹿中央総合病院では、1日の必要エネルギーが1000kcal程度のほとんど寝たきりの高齢者に、2000kcalの食事が出されていました。それを食べろと言われても、食べきれるわけがありません。中には、塩分控えめの食事を2割ぐらいしか食べられないために、かえって塩分が足りなくて低ナトリウム血症になっている人もいました。低ナトリウム血症になると意識障害が出ますから、さらに食事が摂れなくなって、栄養が不足して、ますます症状が悪化するという悪循環です。患者も苦しいし、本来なら必要ない医療費もかかるわけです。

そこで「ハーフ食」という、ご飯もおかずもすべて半分にした食事を提案しました。すべてが半分ですので、わざわざ減塩食を作ってまずい病院食を提供して2〜3割の摂取に留まるより、普通食のハーフ食をすべて食べても成人のナトリウム摂取量の半分にしかならないわけですから、ナトリウムの過剰にも欠乏にもなりません。さらに見た目も軽いし、味が良いのでおいしく感じ、ハーフ食にしたら8割以上食べてもらえるようになりました。さらに、材料費が半分になった分、本来は患者負担になる濃厚流動食を、病院食として提供できるようにもなりました。

「入院中なんだから、ご飯がまずくても仕方ない」などと思わずに、「まずい」「食べられない」という入院患者の声に耳を傾けること、そして、事実を把握して対策を講じることが大事です。「必要エネルギーが半分なら、食事の量を半分にすればいい」という、ごく当たり前の事実に気づくだけで、患者の栄養状態が改善されて、同時に満足度も上がるのです。

栄養状態がよくなれば、感染症や褥瘡が減り、病気も順調に治ります。鈴鹿中央総合病院では、患者は早期に家へ帰れるようになりましたし、病院側には長期入院患者が減って効率がよくなり、経済効果も良好というメリットがありました。もちろん医療費の削減にもなりますし、残飯が少なくなって二酸化炭素の排出量が減り、地球に優しい病院になったというおまけもつきました。ハーフ食は高齢者が多いほど、有効性が増しますので、高齢社会の切り札の一つと思われます。

病院の外にも〝栄養サポートチーム〟を作る

私がここまで食にこだわるのは、「口から食べることが最高の治療」だと思っているからです。

今から20年近く前、鈴鹿中央総合病院でＮＳＴを立ち上げた頃、私はミキサー食を食べさせられている人を見て、愕然《がくぜん》としました。そして、「見た目は普通の料理だけど、口に入れたら溶けてしまうようなものを作ってくれませんか？」と、製薬会社や食品会社に相談したのです。その結果は、20社に提案して、20社ともに断られました。

しかし、ようやく技術が追いついてきて、２０１０年にはメーカーとの共同開発で「あいーと」という摂食回復支援食が完成しました。原理的には、酵素を利用して細胞と細胞の間の繊維を溶かし、噛まなくても食材がバラバラになるようにしたものです。見た目はまさに普通の料理ですが、口に入れると溶けてしまうのです。味に関しても、「こんなもん、食べられん」というものから始まって、３００回以上も試食したでしょうか。今では肉じゃがやブリの照り焼きをはじめ、エビチリや牛肉の赤ワイン煮まで、和洋中さまざまなメニューが揃っていて、とてもおいしく食べられます。

あいーとは、基本的には摂食・嚥下障害のある人向けですが、多少の消化管障害があっても大丈夫ですし、がん終末期の患者などにも喜ばれています。食欲がないときにミキサー食を出されても、とても食べる気になれませんが、これならば食欲をそそられて食べることができるのです。

また、たとえば腸閉塞のように、消化管に閉塞があって物を食べられない人でも、胃瘻を造設して、口から物を食べてもらって胃瘻から排出する、といった方法を採ることが私にはあります。その際にもあいーとは適しています。「そこまでしなくても」と言う人もいますが、口から食べる楽しみがあることによってその人が幸せになれるなら、それも栄養管理だし、治療だと私は思っているのです。

私が栄養管理にのめりこんだワケ

そもそも私がこれほど栄養管理にのめりこんだきっかけは、1981年に大学を卒業し、肝胆膵外科の研修医として患者の術前術後の管理を担当し、肝がんの患者を大勢見たことでした。

当時、肝胆膵外科の最新の話題は、肝臓の切除でした。肝臓は代謝の中心ですから、そこにメスを入れるということは、栄養状態に重大な影響が出ます。しかも肝がんの人は、もともと肝硬変があって栄養状態が悪いことが多いのです。それを手術するわけですから、要するにマラスムスにクワシオコルが重なった状態で、予後が非常に悪い。手術した人全員が重篤化するような苛酷な状況を、私は医師になってすぐ経験しました。

医師になったばかりの私は、さらにいろいろなことに気づきます。「なんで医師は患者に挨拶しないんだろう?」ということもその一つでした。それで、「よろしくお願いします」と言って患者と握手をするようにしたら、握手で心と身体の状態がわかることに気づきました。「じゃあ、脚を触ってみたらどうだろう?」というので脚を触ってみたら、脚に病気はないはずなのに、どんどん筋肉が落ちていく人がいることに気づいた。そういう人は予後が悪いのです。やせて筋肉が細った人ほど、術後の合併症が多く、さらにやせていく。ところが、脚にしっかり筋肉がついている人は、肝臓を切っても残った肝臓の再生も全身の回復も速いのです。

「どうすれば術後の回復が順調にいくのだろう?」「患者さんを歩いて家に帰れるようにするには、どうすればいいのだろう?」と思っていた私は、栄養が重要だと気づき、独自に代謝栄養学の勉強を始めました。そして、BCAAという武器があることを知ったのです。

後に私の恩師となるシンシナティ大学のフィッシャー教授の論文を読み、BCAAが肝障害に有効だと知った私は、肝臓を切除した患者に投与してみました。すると、本当に効果があって、肝臓の再生がよくなりました。しかし、BCAAは主に骨格筋で代謝される栄養素です。それがなぜ肝臓にいいのか？　私はその理由を突き止めようと、一生懸命研究しました。そして、骨格筋で代謝されたＢＣＡＡがグルタミンを放出し、グルタミンが腸のエネルギー源となって、腸を活性化することがわかったのです。

腸が活性化すれば栄養の吸収がよくなりますし、免疫機能も高まって、治りが早くなります。さらに、腸で代謝されたグルタミンはアラニンとなって門脈から肝臓に入り、肝臓で合成されてブドウ糖になります。これが「糖新生」と呼ばれる過程で、ブドウ糖はグリコーゲンとして肝臓や筋肉に貯蔵されます。また、腸の絨毛上皮では肝臓の代謝を活性化し、再生を促す種々のホルモンやペプチドが生成されています。脚に筋肉がついている人の肝臓を切っても回復が早かったのは、筋肉に貯蔵されたＢＣＡＡからグルタミンが出て、腸を活性化し、最終的に肝臓の再生を促進することがわかりました。腸を介して、筋肉と肝臓はつながっていたのです。

同じ頃、私は「経腸栄養」のメリットにも気づきます。肝臓に行く血液の7割は、門脈を経由しています。食べたものが消化され、腸管で吸収され、そのエキスが集められるのが門脈です。したがって肝臓に栄養を送るには、静脈経由ではなく、消化管を通すのが合理的かつ効率的なのです。

その後、1990年から92年まで、私は米国のシンシナティ大学外科に研究員として勤務しながら、フィッシャー教授の元で代謝・栄養学の研究を続けます。そして、腸の機能を活性化するには、グルタミンだけでなく水溶性ファイバーとオリゴ糖も重要だということを突き止め、帰国後にGFO療法を始めました。すると、小腸の粘膜上皮細胞の萎縮が防げて、術後の肝障害や感染症にかかる人が減ったのです。

このほかにもたくさんの出来事がありましたが、深く追究すればするほど新たな気づきがあり、実践してみると効果がある。そんなことの繰り返しで、まさに「栄養管理はすべての治療の基本である」ことを実感し、私はすっかりのめりこんでしまったのです。

持ち寄りパーティ形式のNSTを創設

私がNSTを初めて知ったのは、シンシナティ大学においてでした。

当時、日本では栄養管理が医療とみなされておらず、医学教育の中にも入っていませんでしたが、アメリカでは栄養管理が医療の基本であるという認識がすでに確立していました。そして、医師と看護師、薬剤師、管理栄養士、理学療法士、検査技師などがチームを組んで、患者の栄養管理を行っていたのです。それがNSTであり、NSTの活動内容を知るにつけ、日本でも全科を横断して栄養管理を行うＮＳＴが必要だと、私は強く思うようになりました。

しかし、アメリカのように専属メンバーによるＮＳＴを作るのは、日本では不可能だとも思いました。専属チームを作るほどの余力は、日本の病院にはないからです。そこで考えついたのが、ＰＰＭ（Potluck Party Method：持ち寄りパーティ方式）です。料理を１品ずつ持ち寄って開くパーティのように、病院の各部署から少しずつ人と力を持ち寄って、ＮＳＴを運営するのです。そのヒントとなったのは、実は『ドラゴンボール』というマンガです。主人公が自力で敵に立ち向かえなくなったとき、生きとし生けるものから少しずつ力を分けてもらい、それを集めた〝元気玉〟によって敵を撃破する。それを見て、「これだ！」とひらめいたのです。

すべての部署や病棟から、１、２名ずつメンバーを出してチームを組み、メンバーは一般業務を行いながら、ＮＳＴの仕事を兼務する。そして、それぞれの部署や病棟で栄養管理上の問題を洗い出し、問題症例があった場合はチームで対策を検討する。さらに、メンバーを通じて問題点や対策、知識などをメンバー以外のスタッフに広める。そんな方式です。

帰国後、母校の大学病院でＮＳＴ創設を提案したときは却下されてしまい、鈴鹿中央総合病院でＮＳＴを立ち上げたときも、はじめは無関心な人や批判的な人がかなりいました。け

図5-1　NSTスタッフの役割と資質・素養

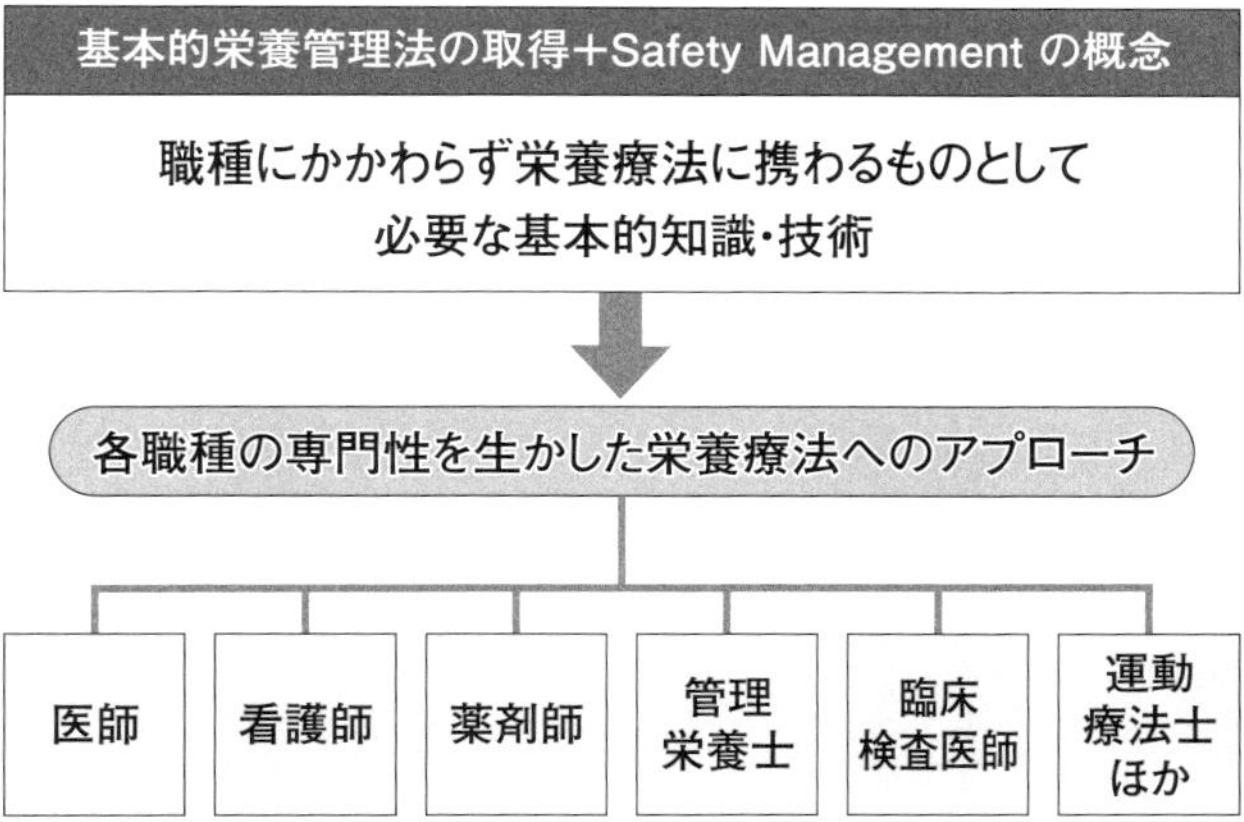

図5-2　NSTと他の医療チームとのコラボレーション

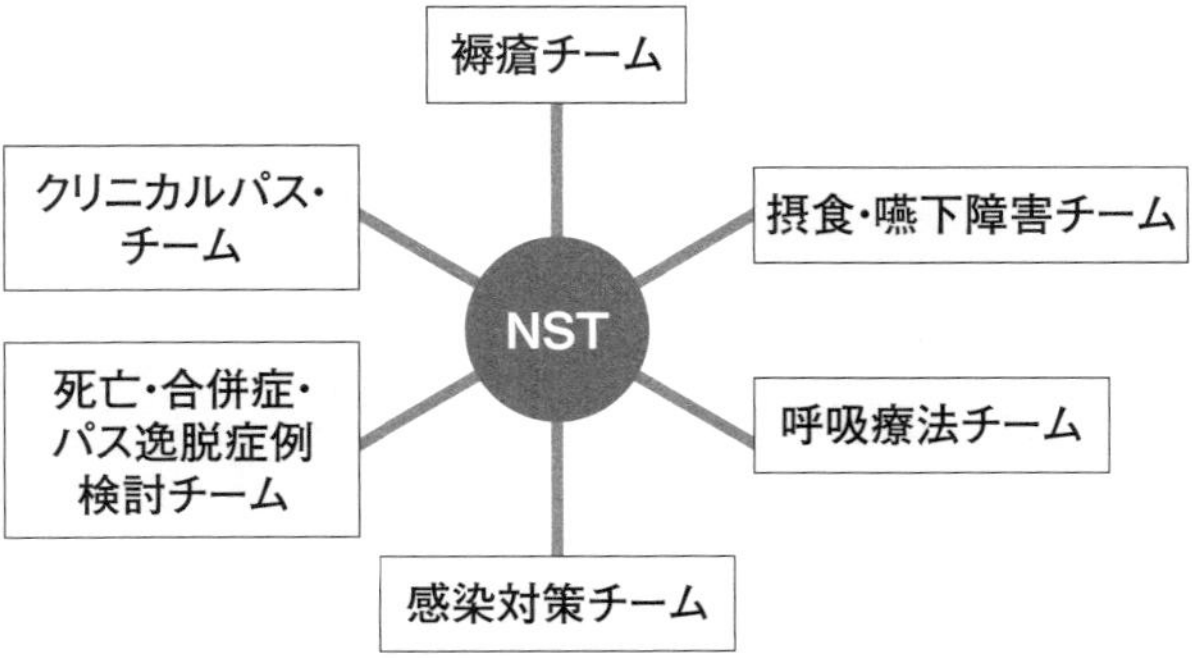

れども、実際に褥瘡や感染症が減り、患者の入院期間が短縮されるなどの効果が出始めると、反対の声は消えていきました。患者が元気になれば、医療者は自分のことのように嬉しいものです。ＮＳＴのメンバーがいきいきと輝き始めるのを見て、勉強会に参加するスタッフが増え、ついにはほかの病院のスタッフまでもが勉強会に来るようになったのです。

その後、尾鷲総合病院でもＮＳＴを立ち上げ、院内感染を撲滅したのは、先に述べたとおりです。もちろん、私が今いる藤田保健衛生大学にもＮＳＴはあって、大きな成果を上げています。

がんと高齢化を迎え撃つために、長屋社会を取り戻す

２０１０年に厚生労働省が診療報酬にＮＳＴ加算を認めたこともあって、ＮＳＴを創設する病院は年々増えています。全国に病院が約８０００ある中で、ＮＳＴが稼働している病院は２０００弱。大病院にはすべてＮＳＴがあります。さらに、数年前から栄養管理が医学教育に取り入れられたこともあって、若い医師の間には栄養の重要性が浸透しつつあります。

とはいえ、病院の外の状況は、あまり変わっていないのが現実です。それどころか、医療費削減のために在院日数の短縮化が図られ、病床数も増えない現在、状況はより厳しくなっ

ていると言ったほうがいいでしょう。入院して治療を受けても、完全に回復しないまま退院させられる人が増えているのです。要するに、病院の外でも栄養管理がきちんとできるような仕組みを作らないと、退院したのはいいけれど寝たきり、という人ばかりになってしまうのです。

退院後の高齢者の生活を支えるには、医療機関と高齢者の生活をつなぐシステムが必要だと先に述べましたが、システムが必要なのは高齢者だけではありません。日本には今、がんと高齢化という二つの台風が上陸しています。これまで、がん患者のサポートと高齢者のサポートは別々に語られてきましたが、栄養という点から見れば両者は別物ではありません。在宅で、がん患者も高齢者も、きちんと栄養を摂れる仕組み。もっと言えば、病気になる前からしっかり栄養を摂れる仕組み。そして、口から食べて喜びを感じながら、いきいきと最期まで生き切れる仕組み。そんな仕組み作りが、今の日本における急務です。

もちろん、在宅医療や在宅看護、あるいは介護サービスを利用することで、ある程度はフォローできるでしょう。しかし現状では、医師や看護師が栄養評価に基づいた料理を作ってくれるわけではありませんし、介護ヘルパーが栄養管理をしてくれるわけでもありません。また、病気未満、介護未満の人には、医療や介護のフォローそのものがありません。

図5-3　死亡数の年次推移

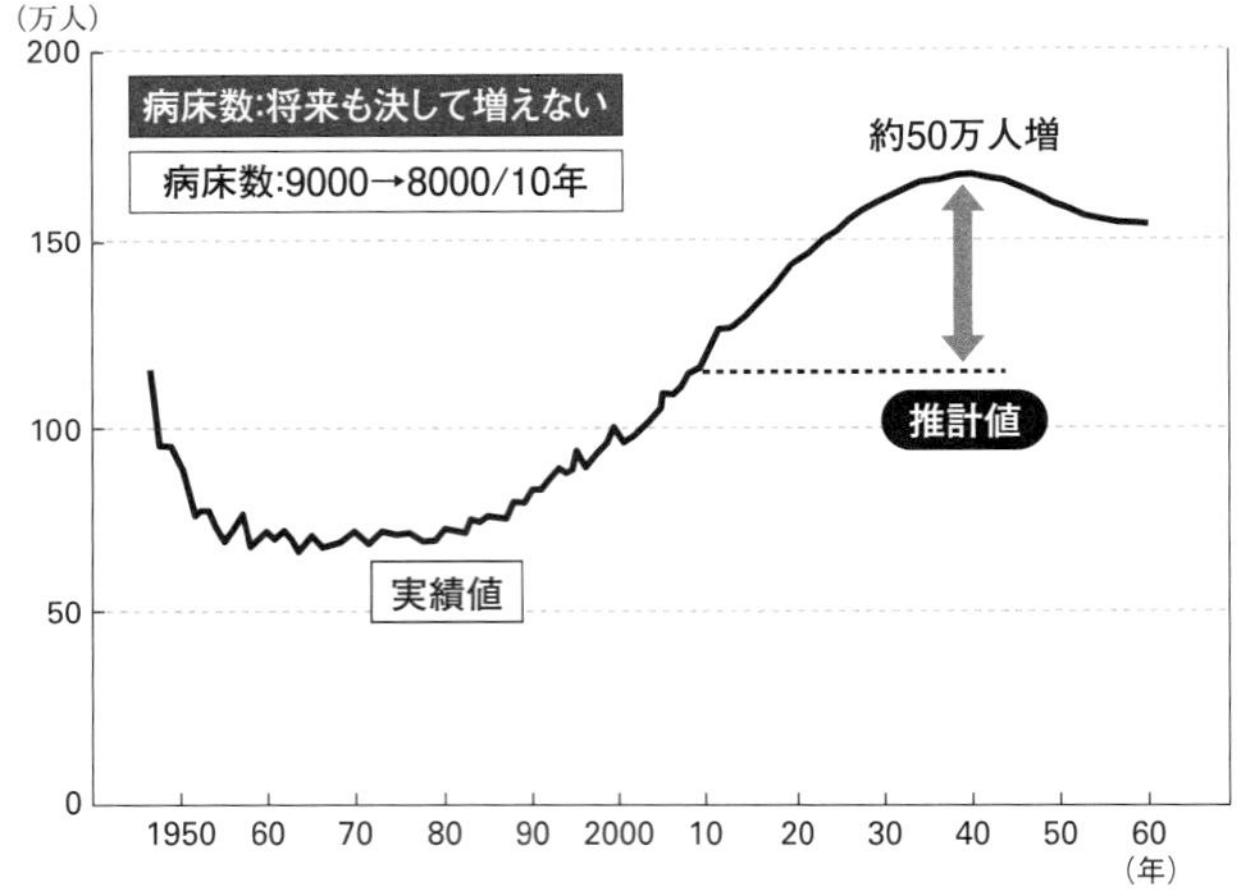

図5-4　死亡する者の場所による割合の推移

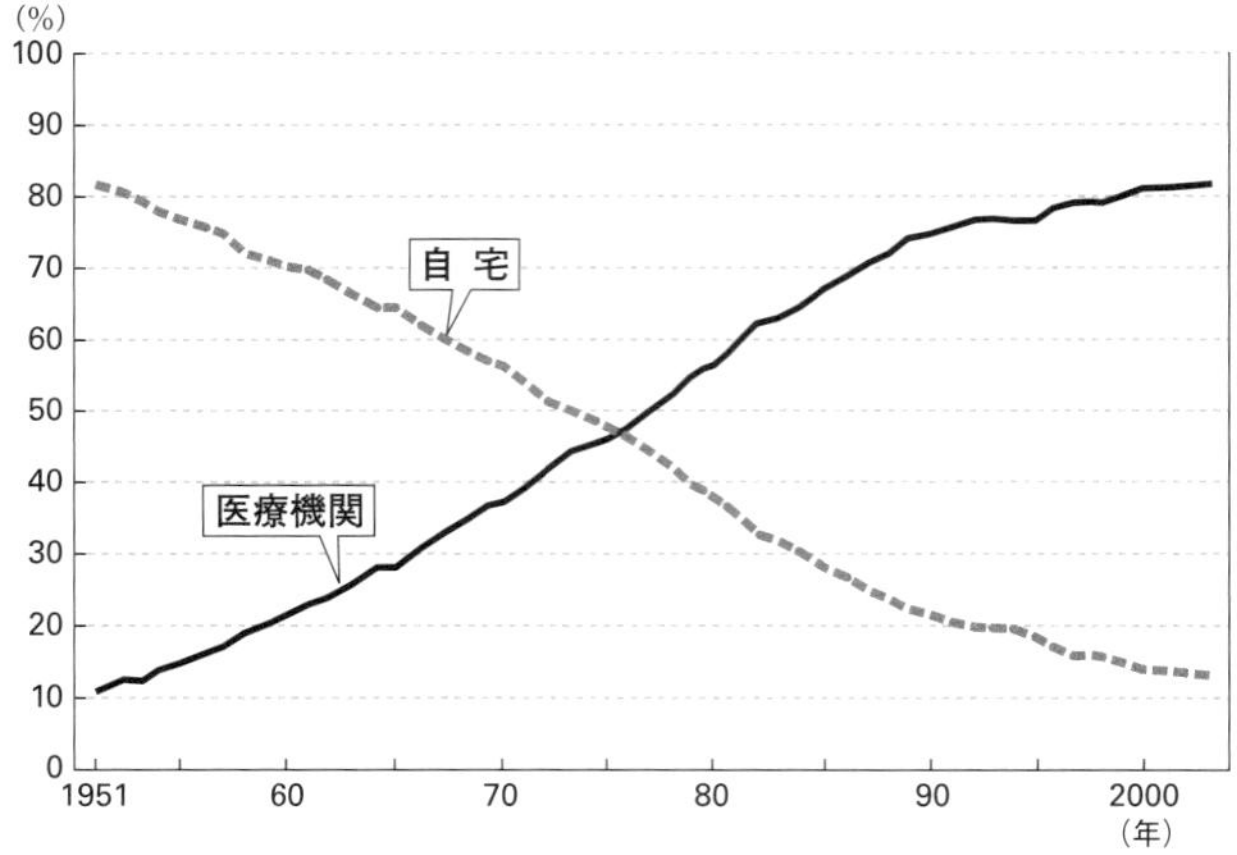

資料：「人口動態統計」（厚生労働省大臣官房統計情報部）

この隙間を埋めるために、農林水産省では「スマイルケア食」という規格を定めましたし、民間でもさまざまな食品が開発されています。それらの医療・介護食品は、これまでは摂食・嚥下障害が主な対象でしたが、栄養障害もフォローできるようになりつつあります。医療・介護食品といっても、食品ですから処方箋などは不要で、誰でも買えます。売っている店もだんだん増えてきましたし、通販でも買えるようになりました。とてもいいことだと思います。

ただ、最も大事なのは人の力です。病院の外にも〝栄養サポートチーム〟を作ってはどうでしょうか。また、地域の人たちの力も必要です。地域のみんなが高齢者や病気がちの人を気にかけ、「ちゃんと食べてる?」と声をかけたりすることがあれば、栄養障害に陥る人は劇的に減るのではないでしょうか。いわば、ちょっと前まで日本にあった〝長屋社会〟を取り戻すことが大事です。面倒見のいいおじさんやおばさんがいて、高齢者や具合の悪い人に声をかけたり、料理をおすそ分けしてくれたり、知らないことを教えてくれたりする。そんな長屋社会の価値を、改めて見直すときだと私は思います。

当然ながら、そのような仕組みが正しく機能するには、私たち医療者の栄養サポートチームが、しっかりバックアップしなければなりません。その第一歩として、私は世界に先駆け

図5-5　いきいきと生ききって、幸せに逝くための10か条

1. 本来の生体機能を損なわない
2. 身体と精神の回復を促進し、すべてを使い切る
3. 痛いと言わせない
4. 今を生きることを目標に
5. エンドポイントを"幸せ"に！　逆算の医療を
6. 決して裏切らないという覚悟を
7. コミュニティ（相補的支援システム）を重視
8. 自宅を病室に！　町を病院に
9. 患者・家族がともに納得して生ききれるように
10. がんの患者はがんで送りたい

て、「ＷＡＶＥＳ《ウエイブス》（We Are Very Educators for Society：われわれはまさに社会の教育者たれ）」という社会栄養学を実践する活動を開始しました。私が理事長を務める日本静脈経腸栄養学会でも、このＷＡＶＥＳ活動の一環として、会員が中心となって栄養に関する市民教育プログラムを実施したり、サルコペニア予防の啓発活動を行おうとしています。

活動はまだ始まったばかりですし、仕組み作りは簡単にはいかないかもしれません。しかし、病院の外での栄養サポートが実現できなければ、日本は寝たきりの人ばかりになってしまいます。ちゃんとサポートすれば口から食べられて、喜びを感じて、あと何年もいきいきと生きられる人が、環境が整っていな

いせいで気力を失くし、亡くなってしまうとしたら……。そんな悔しいことはありません。

一刻も早く、そんな事態が起こらないようにしたい。それが私の願いです。すべての人が、最期まで口から食べていきいきと生き切れる。そんな社会の実現を目指して、私はこれからも努力し続けていきます。どうかみなさんも、食べることと栄養を大切にしてください。そして、周囲の人にも少し注意を払って、ちゃんと食べているかどうかを気にかけていただきたいと思います。

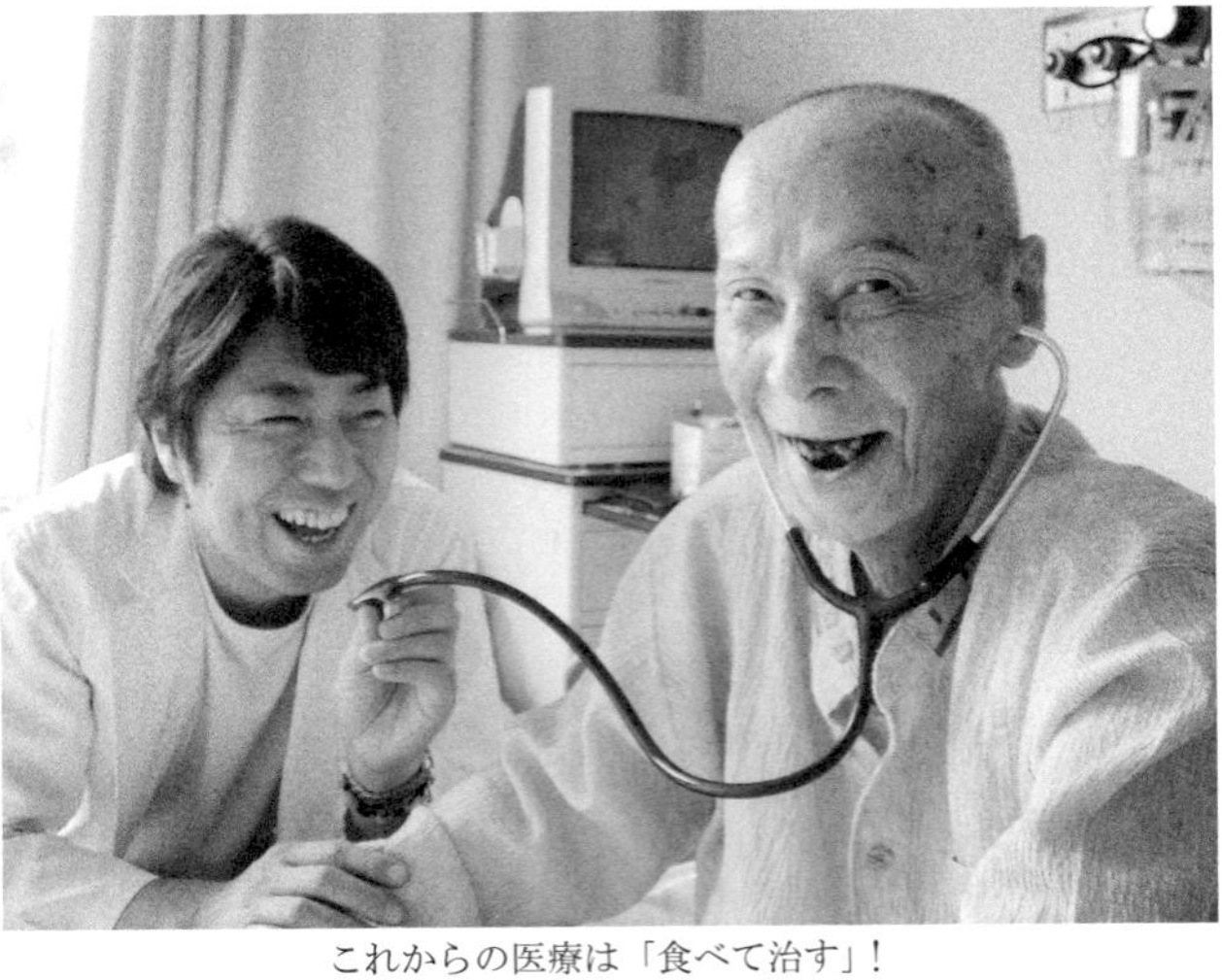

これからの医療は「食べて治す」！

あとがき

１９８１年初夏、私は医師として最初で、かつ最大の悔し涙を流していました。

目の前のベッドに横たわる当時50代後半の男性の患者さん（Sさん）の血圧が、１２０から１００、１００から60、60からついに40となり、計測不能となりました。私はただただ、昇圧剤を最大量まで投与し、何としても血圧を再度復活させて、家族の元へ帰したい一心でした。しかし、涙を流しながらベッドサイドにしがみつく私を、身体の小さい看護師長さんが、必死に抱きかかえるようにして引き離しました。そしてSさんは、集中治療室から最後の時を迎えるための個室へと移動されました。その数時間後、この世を離れ旅立たれました。私はまだ、弱冠24歳の外科医（まだ卵）でした。

同年６月に三重大学医学部を卒業した私は、直ちに同大学の第一外科講座に入局しました。この講座は肝胆膵外科を主体に、食道や胃などの消化管の外科治療も行っていました。

当時、肝切除は、先進的な大学病院のみで実施されるようになってきたところでした。肝がんは多くの場合、肝硬変や慢性肝炎などの肝障害を有していることが多く、そうした人の肝臓をどこまで切除して良いのかは明確ではありませんでした。それまで肝がんの患者さんは、外科的治療をはじめ、なすすべなく死を待つのみでありましたが、「肝臓を切る」というこれまでの常識を覆す手法で、活路を見出そうとしていたのです。

肝障害のない患者さんなら、およそ70％の部分を切り取っても、しばらくすると残された肝臓（残存肝）が再生して、また元気に生活できるようになることは知られていました。しかし、肝障害が少しでもあると、様相は一変しました。肝硬変合併肝がんは、それこそ当時の最大の問題疾患でした。切除され、残された部分の肝臓の機能を予測して切除範囲を決める、綿密な術前検討を重ねて肝切除はなされました。とはいえ、あくまで予測ですので、実際には思いもよらない合併症を起こして、時には肝不全をきたして何か月にも及ぶ入院を余儀なくされるなどして、残念ながら命を救えなかった患者さんが結構高率におられたのです。

そのような中、Sさんの手術は実施されました。ちょうど肝臓のど真ん中に、径4・5㎝の腫瘍がありました。肝硬変はなかったのですが、極度の脂肪肝を有する患者さんでした。立派な体格で見た目も若く、手術のリスクは低そうでした。残存肝の機能を評価するＩＣＧ

試験も良好。しかしこの時は、脂肪肝が有する別のリスクに誰も気づきませんでした。

後に、一見肝機能が良好な患者さんでも、広範囲に肝臓を切除すると残存肝の再生が極めて悪いことが判明します。脂肪肝を併発していると、肝細胞の中のグリコーゲンというブドウ糖の元となる物質が著しく減少して、脂肪に置き換わっていることから再生が抑制されることがわかったのです。しかし、この時はまだ暗中模索でした。しかも、肝臓の真ん中の部分のみを切り取る中央2区域切除術という高難度の手術以外には、切除は不可能でした。

当時の肝切除の術後管理は難しく、主治医も必死で、ほぼ1週間は徹夜の日々が続くほどでした。そんな中、私は、わが国でも1、2例目という先駆けとなるSさんの肝切除術に、主治医の一人としてつくことになったのです。若くて比較的お元気なSさんの手術は、誰の目にも成功するように思われました。実際、手術は完璧に行われました。にもかかわらず、Sさんの容態は日に日に悪くなる一方でした。残存肝の再生がまったく起こらずに、やはり肝不全を発症。次第に血圧の維持も困難となり、昇天されたのです。

術前は本当に元気で、よくおしゃべりをする仲だったので、このまま逝かせることがつらくてつらくて、何もできない未熟な自分が情けなくて情けなくて、しばらくはSさんのそばを離れることができませんでした。先輩の医師や師長さんたちは、そんな私の心中を察してくれました。このままでは私の精神が壊れるのが目に見えていたのでしょう。また、ご家族の手前で見苦しかったのかもしれません。いったん私は別室に連れていかれました。

その後、少し気を取り戻してSさんのそばに戻り、なぜそうなったのか？　どうして打つ手がないのか？　どうすれば良かったのか？　本当に手術は無理だったのか？　など、その顔を眺めながらじっと考えていました。もっと勉強しないと、そして何としても肝再生を促進させないと、そのためには「代謝・栄養学を勉強しないと！」――。若輩ながら、反省を含めて多くのことが頭の中を駆け巡りました。

それ以降、私は外科医でありながら代謝・栄養学を学び、緩和医療も手掛けるようになりました。多少熟練してからですが、不思議なことに、Sさんと同様の手術を5例もさせていただきました。一般には、一生で1例あるかないかの手術です。ありがたいことだと思っています。そして全例とも、患者さんは元気に歩いて家に帰ることができました。あのときの経験がなければ、このような結果は得られなかったと、いつも心の中で手を合わせています。

本書は、かつて医療の中でもまったく日が当たらなかった代謝・栄養学という領域に没頭し、その発展と普及に邁進した私自身の姿と、その間に得られた知識や経験についてを一冊の形に凝縮したものです。専門的でありながら、できるだけ難しい表現を避け、誰にでもご理解いただけるよう平易に書くよう努めました。しかし、一部専門的なところもやむを得ず残しました。若い医師やメディカルスタッフの皆さんなど、医療に携わる方々にも少しでもお役に立ちたいという願いからです。逆に簡略に記しますと、誤解も生じます。何卒、ご容赦願います。

がん患者の皆さん、介護をされる方々、そしてご家族の皆さん、お時間が許すときに是非とも本書をお読みいただけますと幸いです。きっと、皆さんの身体や心の支えとなれるものと確信しております。

藤田保健衛生大学医学部外科・緩和医療学講座教授
東口　高志

２０１６年４月

東口高志（ひがしぐちたかし）

1957年生まれ。'81年三重大学医学部卒業、三重大学医学部第一外科入局。'87年三重大学大学院医学研究科修了。'90年米国オハイオ州シンシナティ大学外科学講座リサーチフェロー。三重大学医学部第一外科講師、鈴鹿中央総合病院外科医長、尾鷲総合病院外科・手術室部長、同院副院長などを経て、2003年より藤田保健衛生大学医学部外科・緩和医療学講座教授。日本静脈経腸栄養学会理事長。日本緩和医療学会理事。1998年日本初の全科型栄養サポートチーム（NST）を設立。現在、全国約2000の医療施設でNSTが稼働している。編著に『実践！臨床栄養』（医学書院）、『NSTが病院を変えた！』（医学芸術社）などがある。

「がん」では死《し》なない「がん患者《かんじゃ》」 栄養障害《えいようしょうがい》が寿命《じゅみょう》を縮《ちぢ》める

2016年5月20日初版1刷発行
2021年7月30日　　6刷発行

著　者 ── 東口高志

発行者 ── 田邉浩司

装　幀 ── アラン・チャン

印刷所 ── 堀内印刷

製本所 ── 榎本製本

発行所 ── 株式会社 光文社
東京都文京区音羽1-16-6(〒112-8011)
https://www.kobunsha.com/

電　話 ── 編集部03(5395)8289 書籍販売部03(5395)8116
業務部03(5395)8125

メール ── sinsyo@kobunsha.com

 ISBN 978-4-334-03921-9

797
韓流スターと兵役
あの人は軍隊でどう生きるのか
康熙奉

ユンホ、チャンミン、ジェジュン……続々と入隊する20代の大物韓流スターたち。徴兵制のため2年近くファンの前から姿を消さざるをえない彼らの苦悩、そして兵役の日々の実態とは。

978-4-334-03900-4

798
ユダヤ人と近代美術
圀府寺司

有史以来、離散・追放・移住・迫害を余儀なくされてきた人々は、どのようにして美術という世界と関わり、そこに自らの生を託してきたのか。これまで語られることのなかった物語。

978-4-334-03901-1

799
今を生き抜くための
70年代オカルト
前田亮一

UFO、UMA、超能力、心霊写真、ピラミッド・パワー、ムー大陸、四次元……ネット時代の今の視点から、あの頃オカルトがくれた自由や情熱、戦後の日本人像を再検証する。

978-4-334-03902-8

800
電通とFIFA
サッカーに群がる男たち
田崎健太

裏金、権力闘争、ロス五輪、放映権、アフリカ票――逮捕者続出！ FIFAとサッカー界は生まれ変わるのか？ スポーツビジネスを知り尽くす電通元専務を徹底取材した問題作。

978-4-334-03903-5

801
おどろきの心理学
人生を成功に導く「無意識を整える」技術
妹尾武治

必ず好かれる方法がある!? SNSを使った世論操作が可能!?――科学としての心理学が明らかにした、おどろきの研究結果を、気鋭の心理学者が徹底的に面白くわかりやすく解説！

978-4-334-03904-2

802
非常識な建築業界
「どや建築」という病
森山高至

「どや顔」をした公共施設の急増、下請け丸投げのゼネコン、偏った建築教育…etc. 新国立競技場問題や傾斜マンション事件が巻き起こった背景を、建築エコノミストが明らかにする。

978-4-334-03905-9

803
お腹やせの科学
脳をだまして効率よく腹筋を鍛える
松井薫

一般的な腹筋運動では、なぜお腹がスリムにならないのか？ スポーツトレーニングの第一人者がロジカルに解説する、時間がない人のための、画期的なお腹やせトレーニング法！

978-4-334-03906-6

804
写真ノ説明
荒木経惟

妻、愛猫、ガン、右眼。大事なモノを失う度に撮る写真が凄みと切なさを増していくアラーキー。名作から撮り下ろし、「人妻エロス」、路上ワークショップまで〝写鬼〟の全てが分かる！

978-4-334-03907-3

805
勤勉は美徳か？
幸福に働き、生きるヒント
大内伸哉

仕事のための人生か、人生のための仕事か――。大きなストレスを抱えて働く現代日本人の「不幸の原因」はどこにあるのか。「幸福に働き、幸福に生きる」ためのヒントと具体案。

978-4-334-03908-0

806
遠近法《パース》がわかれば絵画がわかる
布施英利

物体、色彩、陰影、線……。さまざまな「重なり」を、私たちは目と脳で、どう読み解いているのか。名画、建築、庭園、現代アートを参照しつつ、二次元・三次元の世界を解説する。

978-4-334-03909-7

807
残念な警察官
内部の視点で読み解く組織の失敗学
古野まほろ

元警察官僚の作家が読み解く、日本警察史に名を遺した「四大不祥事」。単なる批判や擁護ではない分析から見えてくるものとは何か？　誰も語らなかった日本警察論！

978-4-334-03910-3

808
漢和辞典の謎
漢字の小宇宙で遊ぶ
今野真二

漢和辞典と漢字辞典は何が違うのか？　画数の多い漢字№1は？　目当ての字に辿り着けない拷問……??　こざとへんはこざるへんだった!?　時空を超えたことばの世界を大解剖！

978-4-334-03911-0

809
戦場カメラマンの仕事術
渡部陽一

ますます危険が高まる戦場取材。必ず生きて帰って「伝える」ため、著者はいかに危機管理と任務を遂行しているのか。方法論を披露。恩師ジャーナリストたちとの対談集付き。

978-4-334-03912-7

810
下流老人と幸福老人
資産がなくても幸福な人 資産があっても不幸な人
三浦展

現在の日本の下流社会的状況の中から、65歳以上の高齢者の下流化の状況を分析するとともに、お金はないが幸福な老人になる条件は何かを考える。藤野英人氏との対談を収録。

978-4-334-03913-4

811
会社の中はジレンマだらけ
現場マネジャー「決断」のトレーニング
本間浩輔　中原淳

「仕事をしないおじさんの給料はなぜ高い？」「なぜ産休の人員補充がない？」。会社のジレンマから抜け出し、決断する術を、人材開発の俊英が解き明かす。現場マネジャーを楽にする一冊。

978-4-334-03914-1

812
地域再生の失敗学
飯田泰之　木下斉
川崎一泰　入山章栄
林直樹　熊谷俊人

今、本当に必要なのは民間主導の地域の魅力を生かす活性化策だ！　気鋭の経済学者が、一線級の学者、事業家、政治家らと徹底議論し、怪しい政策に騙されないための考え方を示す。

978-4-334-03915-8

813
貧血大国・日本
放置されてきた国民病の原因と対策
山本佳奈

鉄は人間の体にとって極めて重要な栄養素。世界では鉄の欠乏を予防する対策がとられているが、日本は「ほぼ無策」。これまで見過ごされてきたその実態、危険性、対処法を綴る。

978-4-334-03916-5

814
年上の義務
山田玲司

「威張らない」「愚痴らない」「ご機嫌でいる」。人気漫画家が各界の有名人への取材を続ける中で導いた、この国をよくするために「大人」が果たすべきたった3つの義務を伝授！

978-4-334-03917-2

815
闇経済の怪物たち
グレービジネスでボロ儲けする人々
溝口敦

出会い系・イカサマ・仮想通貨etc. 法律スレスレの世界で、荒稼ぎする企業家たち――現代の「欲望」を糧として躍動する彼らの知られざる実態に、極道取材の第一人者が迫る！

978-4-334-03918-9

816
掃除と経営
歴史と理論から「効用」を読み解く
大森信

たかが掃除、されど掃除――。日本の名経営者たちは、なぜ掃除や整理整頓を大切にしてきたのか。歴史と最新理論から、組織における〈目には見えないけれども大切なこと〉を考察。

978-4-334-03919-6

817
広島カープ　最強のベストナイン
二宮清純

名うてのカープウォッチャーがOB・現役の中からベストナインを決定。投手は先発3人、中継ぎ・抑えを各1人、さらに監督も加え、計14人の超個性派たちの熱き言葉をレポート！

978-4-334-03920-2

818
「がん」では死なない「がん患者」
栄養障害が寿命を縮める
東口髙志

病院で栄養不良がつくられ、がん患者の大半が感染症で亡くなっている――。栄養軽視の医療に警鐘を鳴らし、がんを抱えてでも、本来の寿命まで生き切るためのヒントを教える。

978-4-334-03921-9

819
人間を磨く
人間関係が好転する「こころの技法」
田坂広志

なぜ、欠点の多い人間が好かれるのか？　なぜ、「嫌いな人」を好きになれるのか？　今すぐ実践できる「7つの技法」が、あなたの人間関係と人生を良きものへと導く。

978-4-334-03922-6

820
本物の教育
偏差値30からの京大現役合格
林純次　阪本凌也

コミュ障で、いじめられ、中学受験も失敗。そんな自分（阪本）が高校で先生（林）に出会い、京大に進んだ、学びの物語――。ベストセラー『残念な教員』の著者による、新たな教育論。

978-4-334-03923-3

821
語彙力を鍛える
量と質を高めるトレーニング
石黒圭

語彙力のある人とは、言葉の数が多いだけでなく、適切な語を選択する力がある人。脳内の辞書を豊かにし、使用可能な語を増やし、それを効果的に表現に活用する22のメソッドを伝授。

978-4-334-03924-0